U0300443

眼表疾病临床系列

病毒性角膜炎

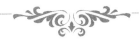

主　编　孙旭光　李　莹　张美芬

编　委（以姓氏笔画为序）

王静怡　首都医科大学附属北京同仁医院
龙　琴　中国医学科学院北京协和医院
刘小伟　中国医学科学院北京协和医院
孙旭光　首都医科大学附属北京同仁医院
阳　雪　国家老年医学中心　北京医院
李　莹　中国医学科学院北京协和医院
余晨颖　浙江大学医学院附属第一医院
张　阳　首都医科大学附属北京同仁医院
张美芬　中国医学科学院北京协和医院
张爱雪　北京核工业医院
陈　迪　中国医学科学院北京协和医院
陈　晨　中国医学科学院北京协和医院
赵　潺　中国医学科学院北京协和医院
姜　洋　中国医学科学院北京协和医院
姜　超　复旦大学附属眼耳鼻喉科医院

人民卫生出版社

图书在版编目(CIP)数据

病毒性角膜炎/孙旭光,李莹,张美芬主编. —北京:人民卫生出版社,2020

(眼表疾病临床系列)

ISBN 978-7-117-29990-9

Ⅰ.①病… Ⅱ.①孙…②李…③张… Ⅲ.①病毒病-角膜炎-诊疗 Ⅳ.①R772.21

中国版本图书馆 CIP 数据核字(2020)第 074418 号

人卫智网	www. ipmph. com	医学教育、学术、考试、健康,购书智慧智能综合服务平台
人卫官网	www. pmph. com	人卫官方资讯发布平台

病毒性角膜炎

主　　编:孙旭光　李　莹　张美芬
出版发行:人民卫生出版社(中继线 010-59780011)
地　　址:北京市朝阳区潘家园南里 19 号
邮　　编:100021
E - mail:pmph @ pmph. com
购书热线:010-59787592　010-59787584　010-65264830
印　　刷:三河市宏达印刷有限公司(胜利)
经　　销:新华书店
开　　本:710×1000　1/16　印张:13
字　　数:248 千字
版　　次:2020 年 6 月第 1 版　2020 年 12 月第 1 版第 2 次印刷
标准书号:ISBN 978-7-117-29990-9
定　　价:108. 00 元

打击盗版举报电话:010-59787491　E-mail:WQ @ pmph. com
质量问题联系电话:010-59787234　E-mail:zhiliang @ pmph. com

主编简介

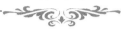

孙旭光　首都医科大学附属北京同仁医院眼科中心、北京市眼科研究所研究员,博士研究生导师。主要从事角膜病及感染性眼病的临床与基础研究工作。

现任中华医学会眼科学分会专家会员、亚洲干眼协会理事、中国医师协会眼科医师分会眼感染学组名誉组长、海峡两岸医药卫生交流协会眼科分会泪液与眼表学组副组长、爱尔医疗集团角膜病研究所名誉所长及角膜病学组名誉组长。发表专业文章百余篇,主编专著7部。

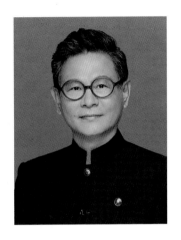

主编简介

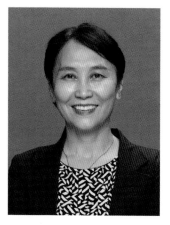

　　李莹　中国医学科学院北京协和医院眼科教授、角膜专业组组长、角膜近视激光手术中心主任，主任医师、博士研究生导师，中华医学会眼科学分会角膜病学组副组长，中国微循环学会眼微循环专业委员会常委，中国微循环学会眼微循环专业委员会屈光学组会主任委员，中国医师协会眼科医师分会角膜病专业委员会副主任委员，亚洲干眼协会委员，亚洲干眼协会中国干眼分会学术委员，海峡两岸医药卫生交流协会眼科分会委员，中华医学会北京眼科分会委员。

　　现任《中华眼科杂志》《中华眼视光学与视觉科学杂志》《眼科》《眼科新进展》《山东大学耳鼻喉眼学报》《国际眼科》等杂志编委，《角膜与眼外伤》副主编，《中华医学英文版杂志》审稿专家。发表论文百余篇，参加多部论著编写。

主编简介

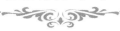

张美芬　中国医学科学院北京协和医院眼科教授,博士研究生导师,眼科副主任。

1989 年毕业于北京医学院,获学士学位,于1996 年毕业于中国协和医科大学(现北京协和医学院)获医学博士学位。1998—2001 年在美国国家眼科研究所(NEI/NIH)进行博士后研究。已经从事葡萄膜炎临床诊治工作 20 余年,主持多项葡萄膜炎基础与临床研究,先后得到国家自然科学基金、北京市自然科学基金、教育部留学回国人员科研启动基金及首都临床特色应用研究与成果推广基金的资助。

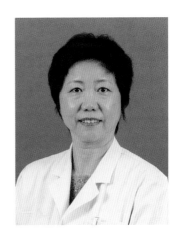

目前担任中华医学会眼科学分会眼免疫学组副组长、北京眼科学会教育委员会副主任委员、北京市医学会眼科学分会委员、中国女医师协会眼科专家委员会委员、中国微循环学会眼微循环专业委员会常委、国家自然科学基金同行评议专家。《中华眼科杂志》《中华实验眼科杂志》《眼科》《眼科学大查房》编委。

前　言

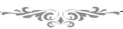

在感染性角膜病中,病毒是最常见的病原体,由于常见病毒导致的病毒性角膜炎具有反复发作的特点,故其发病率和患病率均高于细菌性角膜炎和真菌性角膜炎,为我国角膜盲第一位的病因。

导致角膜感染的病毒种类众多,其中最常见的为人类疱疹病毒,该类病毒感染的突出特点之一为初次感染后可在机体内潜伏,在一定的诱发因素作用下,潜伏的病毒又可被激活,通过大量复制的子代病毒,引发机体炎症或免疫反应,进而导致眼组织的破坏。迄今为止,人类疱疹病毒潜伏的确切机制尚未明确,因此,预防潜伏病毒的复发仍然是临床与基础研究关注的重点问题。

除了角膜组织,眼结膜也是病毒感染的常见部位,尽管多数病毒性结膜炎对视功能的直接影响不大,但是,某些种类病毒导致的结膜炎,如肠道病毒引起的急性出血性结膜炎和腺病毒引起的流行性角结膜炎,均具有很强的传染性,尤其是急性出血性结膜炎为我国法定的丙类传染病,可导致大流行或暴发性流行,因此,对各类病毒性结膜炎的正确诊治,同样是临床医生要重点掌握的基本功。

近年来,随着眼部病毒检测技术的逐步推广应用,临床对病毒性前葡萄膜炎的认识有了长足的进步,这不仅解决了以往一些疑难性前葡萄膜炎病因诊断和针对性治疗的问题,也促进了对前葡萄膜炎病理机制的深入研究。

为了使临床医生对常见的眼前节病毒感染性疾病(主要包括病毒性角膜炎,病毒性结膜炎及病毒性前葡萄膜炎)的诊断与治疗有较系统的了解,以及为临床医生提供具有实用性的具体诊疗方案,北京协和医院李莹教授、张美芬教授和我共同主编这本《病毒性角膜炎》专著。

本书为人民卫生出版社立项的眼表疾病临床系列专著之一,在历经近三年的编写过程中,编者们始终本着实用性的原则,查阅了大量文献,并结合各自的临床经验,更辅以众多病例图片,旨在能够使本著成为广大眼科临床医生手边具有实用性的参考书。

在本著付梓之际,衷心感谢北京协和医院眼科和北京市眼科研究所的编写团队,感谢他们三年来为本著编写及出版所付出的心血!感谢人民卫生出版社对本著编写及出版给予的大力支持！感谢北京同仁眼科中心角膜科和北京市眼科研究所眼微生物室，为本著提供了典型病例图片和病原学检查图片！深深感谢我的家人对我编写工作的理解与无私支持！最后，感谢所有配合我们诊治的病人。敬请眼科同行对本著内容予以指正为盼！

孙旭光

2020 年 2 月 2 日于北京

目 录

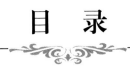

第一篇 基础篇

第一章 病毒基础知识

第一节 病毒生物学特征

一、病毒的一般生物学特征

100多年前，人类就发现有一种不同于细菌的微生物，其只能在活细胞内生存与增生，不能在外界自然环境中生长；它的体积十分微小，能够透过 0.2μm 孔径的细菌滤膜，在普通光学显微镜下无法观察到它的存在。由于受当时研究手段的限制，人们只知道它的存在，却不了解其真实的结构，更无从掌握其生物学特性。随着科学研究方法和手段的不断发展，如今，对病毒的基本生物学特征已经有了深入的了解。

1. 与医学相关病毒的基本生物学特征

- **体积微小**：一般直径在 20nm 到 300nm 之间，只能在电子显微镜下观察到病毒的存在。
- **主要结构由核酸和蛋白质衣壳组成**：一种病毒只具有单一类型的核酸，如 DNA 或 RNA，部分病毒在蛋白衣壳外还有一层囊膜。
- **只能在活细胞内增生**：病毒只能在易感的活细胞内生存与增生。
- **诱导以淋巴细胞浸润为主的炎症反应**：病毒引发的组织炎症反应多以淋巴细胞浸润为主。
- **对抗生素具有抵抗力**：抗生素对病毒基本无效。

2. 病毒与细菌、真菌、衣原体及棘阿米巴生物学特征的比较，见表 1-1-1。

3. 导致人类眼部疾病并具有潜伏性的疱疹病毒，见表 1-1-2。

表 1-1-1 眼科主要病原体的生物学特征比较

病原种类	直径大小	细胞结构	核酸组成	体内潜伏
病毒	20~300nm*	无	DNA 或 RNA	可潜伏
细菌	1~5μm	有	DNA 和 RNA	无
真菌	十至数十 μm	有	DNA 和 RNA	无
衣原体	0.3~1.0μm	有	DNA 和 RNA	无[1]
棘阿米巴	15~35μm	有	DNA 和 RNA	无

*:1nm 等于 1/1 000μm

表 1-1-2 导致人类眼部感染并具有潜伏性的疱疹病毒

病毒名称	主要潜伏部位
单纯疱疹病毒	神经节
水痘-带状疱疹病毒	神经节
EB 病毒	B 淋巴细胞[2]
巨细胞病毒	巨噬细胞和树突状细胞
人类疱疹病毒-6	淋巴细胞、单核细胞及巨噬细胞[3]
人类疱疹病毒-7	CD4$^+$T 细胞
人类疱疹病毒-8	淋巴组织

二、病毒的复制、增生与传播

(一) 病毒的复制与增生

病毒进入细胞内复制与增生一般需要经过以下过程:

1. **吸附于细胞膜表面** 病毒复制与增生过程的初始步骤是病毒吸附到易感细胞的细胞膜表面。病毒与细胞膜表面的特异性受体结合后,产生不可逆的吸附性结合,而且多个病毒可以同时与同一细胞产生吸附与结合[4]。

2. **进入细胞** 吸附性结合在细胞膜表面的病毒可通过三个途径进入细胞内部:①细胞吞饮作用;②细胞吞噬作用;③直接进入。

进入细胞内的病毒,首先在酶的作用下,脱去蛋白衣壳,释放出病毒核酸。

3. **隐蔽期** 在免疫功能正常的情况下,释放到细胞内的病毒核酸,大多数会被细胞的核酸酶破坏,只有少数病毒核酸得以保留,并进入隐蔽期。某些种类的病毒,如疱疹病毒,可以将其部分核酸序列整合到宿主核酸序列中,并进入潜伏状态。

4. 病毒核酸及蛋白合成 过隐蔽期后,或处于潜伏状态的病毒在诱发因素作用下,利用宿主细胞的代谢系统,复制其核酸以及合成结构与功能蛋白。不同种类的病毒可在细胞的不同部位进行复制,有些在细胞质内复制,有些则在细胞核内复制,故组织学上可分别观察到病毒形成细胞质内包涵体和细胞核内包涵体。

5. 子代病毒颗粒释放 大量复制的病毒核酸与合成的病毒结构蛋白,被共同组装成完整的子代病毒颗粒,并通过细胞膜出芽方式,或将宿主细胞裂解的方式释放到细胞外,进一步感染周围正常的细胞,或随血循环感染远处其他器官的组织细胞。

(二) 病毒的传播

病毒的传播是指病毒从感染源传染给被感染者的过程或方式。虽然导致眼部感染的病毒种类众多,但是其传播方式主要为两种:

1. 水平传播 主要是指病毒在人群中不同个体之间或群体之间的传播,譬如,导致流行性角结膜炎的腺病毒传播即为水平传播,其在个体之间的传播导致临床散发病例;在群体之间传播时,即可导致疾病在人群中流行;再如,眼部单纯疱疹病毒的传播主要为个体之间的传播,很少导致流行。

水平传播的途径因病毒与自然宿主的关系不同,以及人类之间接触行为的不同而有所差异,譬如,水痘-带状疱疹病毒主要通过呼吸道进行传播,而 EB 病毒主要通过接触,尤其是口唇接触(如接吻)进行传播。

2. 垂直传播 指病毒从孕产母亲向其亲子代子女的传播,譬如,孕期母亲感染的风疹病毒会通过胎盘传播给胎儿(即先天性风疹病毒感染),从而导致胎儿发生先天性白内障、小眼球、角膜白斑等,造成严重的视功能障碍。除了通过胎盘传播之外,在分娩过程中胎儿通过产道,以及出生后授乳也可造成病毒向子代子女的传播,譬如,孕妇产道携带的 HSV-2 可在产道分娩过程中传染给新生儿,导致新生儿结膜或角膜感染。

(孙旭光)

参 考 文 献

1. 刘锡光. 现代诊断微生物学. 北京:人民卫生出版社,2002:946.

2. 戚东桂,刘荣,韩军艳,等. Epstein-Barr 病毒相关疾病的研究现状. 国际免疫学杂志,2006,29:252-256.

3. Yoshikawa T. Human herpesvirus 6 infection in hematopoietic stem cell transplant patients. Br J

Haematol,2004,124:421-432.

4. Taube MA,del Mar Cendra M,Elsahn A,et al. Pattern recognition receptors in microbialkeratitis. Eye(Lond),2015,29(11):1399-1415.

第二节　病毒的分类与命名

一、病毒分类

病毒分类的依据及方法众多,临床上主要根据病毒所含核酸的种类,将其分为 DNA 病毒和 RNA 病毒两类。与眼科感染相关的 DNA 病毒主要包括:疱疹病毒、腺病毒及痘科病毒等;RNA 病毒主要包括:肠道病毒和 HIV 等;结合生物学的科属种分类,眼部病毒及其主要相关疾病见表 1-2-1 和表 1-2-2[1]。

表 1-2-1　眼部 DNA 病毒及主要相关疾病

DNA 病毒	眼部主要相关疾病
疱疹病毒科*	
单纯疱疹病毒Ⅰ型	眼睑皮肤疱疹、结膜炎、角膜炎、葡萄膜炎、视网膜炎
单纯疱疹病毒Ⅱ型	新生儿结膜炎等
水痘-带状疱疹病毒	眼睑皮肤疱疹、结膜炎、角膜炎、葡萄膜炎、视神经炎
EB 病毒	泪腺炎、结膜炎、Burkitt 淋巴瘤、视网膜炎(免疫功能低下者)
巨细胞病毒	泪腺及视网膜病变(免疫功能低下者),伴有高眼压的前葡萄膜炎(免疫功能正常者)
人类疱疹病毒-8	眼睑病变、结膜病变、眼眶前部病变
痘科病毒	
痘苗病毒	眼痘苗病(ocular vaccinia)
传染性软疣病毒*	眼睑皮肤及睑结膜软疣、结膜炎、角膜炎
腺病毒科	
血清型 8,19,37*	流行性角结膜炎
血清型 3,4,7*	咽膜热
乳多空病毒科	
乳头状瘤病毒*	睑缘赘疣,毒性-过敏性结膜炎,结膜乳头状瘤

*:较为常见

表 1-2-2　眼部 RNA 病毒及主要相关疾病

RNA 病毒	眼部主要相关疾病
副黏病毒科	
麻疹病毒*	带有黏脓性分泌物的结膜炎、角膜炎、视网膜炎
腮腺炎病毒	结膜炎、结膜充血、表层巩膜炎、角膜炎
新城疫病毒	伴有眼痒及烧灼感、轻度滤泡性结膜炎、结膜炎伴结膜下出血
正黏病毒科	
流感病毒	卡他性、急性滤泡性结膜炎,视网膜炎
微小核糖核酸病毒科	
牛鼻病毒	角结膜炎
脊髓灰质炎病毒/柯萨奇病毒	罕见发生外展及面神经麻痹
人柯萨奇病毒-A24v*	急性出血性结膜炎
人肠道病毒-70*	急性出血性结膜炎
逆转录病毒科	
人类免疫缺陷病毒 1 型、2 型*	眼睑、结膜及眼眶 Kaposi 肉瘤,视网膜及眼眶淋巴瘤,视网膜炎（继发 HSV、VZV、弓形体及念珠菌感染）,脉络膜炎
人嗜 T 淋巴细胞病毒 1 型	葡萄膜炎、血管炎及视网膜炎（继发性 CMV 感染）
披膜病毒科	
风疹病毒*	卡他性、滤泡性结膜炎,角膜炎,葡萄膜炎
黄病毒科	
黄热病毒	结膜充血、结膜下出血、面部水肿
登革热病毒	结膜充血、眼睑水肿、溢泪、眼球后疼痛
裂谷热病毒	类似于登革热病毒的眼部临床表现,以及视网膜炎及玻璃体出血
罂粟病毒	球结膜充血,眼烧灼感,眼疼,溢泪

*:较为常见

二、人类疱疹病毒的命名

国际病毒命名委员会(The International Committee on Taxonomy of Viruses, ICTV)曾将疱疹病毒分为 α、β 和 γ 三组。感染人类的单纯疱疹病毒 I 型和 II 型,以及水痘-带状疱疹病毒归为 α 组,巨细胞病毒为 β 组,EB 病毒为 γ 组;之后国际病毒命名委员会对人类疱疹病毒又进行了统一命名[2],见表 1-2-3。

表 1-2-3　人类疱疹病毒命名

ICVT 命名	以往命名
人类疱疹病毒 1 型(HHV-1)	单纯疱疹病毒 I 型
人类疱疹病毒 2 型(HHV-2)	单纯疱疹病毒 II 型
人类疱疹病毒 3 型(HHV-3)	水痘带状疱疹病毒
人类疱疹病毒 4 型(HHV-4)	EB 病毒
人类疱疹病毒 5 型(HHV-5)	巨细胞病毒
人类疱疹病毒 6 型(HHV-6)	
人类疱疹病毒 7 型(HHV-7)	
人类疱疹病毒 8 型(HHV-8)	

注:HHV:Human Herpes Virus;ICTV:国际病毒命名委员会。

本书后面内容中,对 HHV-1 至 HHV-5 仍然沿用以往疱疹病毒的命名。

(孙旭光)

参 考 文 献

1. Jose Manuel Benitez-del-Castillo, David Diaz-Valle, Jose Antonio Gegundez-Fernandez. Ocular Pharmacotherapy. Spain:Jaypee Brothers Mdedical Publishers(P)Ltd Spain,2017:111-112.
2. Elliot J Lefkowitz,Donald M Dempsey,Robert Curtis Hendrickson,et al. Virus taxonomy:the database of the International Committee on Taxonomy of Viruses(ICTV). Nucleic Acids Res,2018, 46(Database issue):D708-D717.

第三节　病毒感染机制

一、病毒感染的类型

1. 根据病毒感染后是否出现临床表现,将其分为显性感染与隐性感染。

(1) **显性感染**:病毒进入机体后,引起临床表现的感染称为显性感染。有些病毒一旦感染机体,几乎所有被其感染者均会出现临床表现(亦称为临床感染),如腺病毒、天花病毒和麻疹病毒;而另一些病毒感染后,只有少数人有临床表现,而大部分被感染者并不出现明显的临床表现,如单纯疱疹病毒的初次感染。

(2) **隐性感染**:病毒进入机体内后,并不引起临床表现的感染称为隐性感染或亚临床感染,如初次感染单纯疱疹病毒、CMV 和 EB 病毒后,大部分被感染者并无临床表现,即为隐性感染,其原因可能与机体防御能力强、病毒的毒力弱、病毒的特性、感染病毒的数量,以及病毒是否能够到达靶器官等因素有关。

2. **根据病毒进入机体后潜伏期长短及起病急缓等,又可分为急性感染和持续性感染。**

(1) **急性感染**:其特点为病毒进入机体后,经过短暂的隐蔽期,即迅速在细胞内复制与增生,并释放大量病毒颗粒,再感染周围正常的细胞,同时导致组织炎症反应和损伤,引起明显的临床表现;而在病毒侵入机体的同时,机体的免疫系统也被迅速激活,在临床表现出现一段时间后,被激活的免疫系统可将病毒逐步清除,机体即可进入恢复期。譬如,腺病毒引起的流行性角结膜炎为典型急性病毒感染,其特点为潜伏期短、起病急、病程数周即可恢复。

(2) **持续性感染**:病毒在机体内可以持续存在数年,甚至数十年,被感染者可以出现临床表现,也可很长时间内无临床表现,成为病毒携带者,如人类免疫缺陷病毒(HIV)携带者。持续性感染又可进一步分为三种主要类型:

1) **慢性感染**:病毒导致显性感染或隐性感染后,并未能完全被清除,机体细胞内持续携带并释放病毒,并会感染其他个体,如乙肝病毒感染。

2) **潜伏感染**:病毒导致显性感染或隐性感染后,会进入到机体的某些组织细胞内,并不复制和增生,呈潜伏状态;在一定诱发因素作用下,潜伏的病毒可被再次激活,并迅速大量复制和增生,导致疾病的复发[1]。复发消退后,病毒又进入潜伏状态,如眼部所有疱疹病毒的感染,均可形成病毒的潜伏,并在一定诱因作用下,导致疾病复发[2],因此,临床上眼部疱疹病毒感染所导致的疾病均具有反复发作的临床特点。

3) **慢发病毒感染**:病毒进入机体后,并不立即引起疾病,感染呈缓慢性进展,并逐渐加重的趋势,如 HIV 感染,病毒感染数年、甚至十数年后病人才发病,但是,一旦病人出现临床表现,疾病会进行性加重,最终导致病人的死亡。

二、感染病理与免疫机制

病毒感染的病理与免疫机制主要涉及病毒对细胞的直接作用和病毒抗原引发的免疫反应两个主要方面。

1. **病毒对细胞的直接作用**　病毒对机体组织细胞的直接作用主要包括：

- **杀细胞效应**：病毒进入细胞后，大量复制、增生和释放子代病毒颗粒，同时导致细胞崩解死亡，并引发组织的炎症反应，如腺病毒感染导致的流行性角结膜炎的急性期，以及单纯疱疹病毒感染导致的树枝状角膜炎，均为病毒对结膜上皮细胞及角膜上皮细胞直接破坏作用的结果。
- **病毒包涵体形成**：包涵体是在细胞内复制与增生的病毒，或病毒感染所引起的细胞反应物。临床上，单纯疱疹病毒性角膜炎的角膜刮片细胞学检查中，可观察到细胞内包涵体形成，其具有辅助诊断病毒感染的意义。
- **细胞凋亡**：为基因控制的细胞程序化死亡。正常机体细胞的凋亡属于生理性过程。感染细胞的病毒可加速细胞凋亡的过程，如 HIV 病毒可启动T 淋巴细胞的凋亡基因，加速其凋亡进程，导致细胞免疫功能障碍。
- **基因整合与细胞转化**：病毒的基因整合到被感染者染色体基因中，可导致病毒在细胞内潜伏、机体细胞转化，甚至肿瘤细胞的形成，如乳头状瘤病毒感染可能引起结膜乳头状瘤。

2. **病毒抗原引发的免疫反应**　病毒感染机体细胞后，其抗原尤其是蛋白抗原可以诱发机体的体液免疫和细胞免疫反应，其中包括非特异性免疫和特异性免疫反应[3]。免疫反应既可限制和清除病毒，又可导致组织细胞的免疫性病理损伤；另外有些病毒可直接作用于免疫细胞，抑制免疫功能，见表 1-3-1。

表 1-3-1　病毒感染所导致的免疫反应及免疫功能抑制

1. **体液免疫反应**
- 病毒抗原与抗体结合，激活补体，导致细胞的损伤（Ⅱ型超敏反应）
- 病毒抗原抗体复合物沉积，激活补体，导致炎症反应，引起细胞损伤（Ⅲ型超敏反应）
2. **细胞免疫反应与免疫抑制**
- T 淋巴细胞反应（Ⅳ型超敏反应），包括淋巴细胞及其细胞因子对机体细胞的损伤与导致细胞功能的紊乱
- 病毒直接对淋巴细胞的免疫抑制作用，如 HIV 对细胞免疫的抑制，最终导致机体整个免疫功能下降，且病人极易发生其他病原体的继发性感染

（孙旭光）

参 考 文 献

1. Zachary L, Shannan D. Washington, Dane M. Phelan, et al. In Vivo Knockdown of the Herpes Simplex Virus 1 Latency-Associated Transcript Reduces Reactivation from Latency. J Virol, 2018,92(16):e00812-18.

2. BenMohamed L, Osorio N, Srivastava R, et al. Decreased reactivation of a herpes simplex virus type 1(HSV-1) latency associated transcript(LAT) mutant using the in vivo mouse UV-B model of induced reactivation. J Neurovirol, 2015, 21(5) :508-517.

3. Rathinam VA, Fitzgerald KA. Fitzgerald Innate Immune sensing of DNA viruses. Virology, 2011, 411(2) :153-162.

第二章 病毒相关检测方法与应用

第一节 涂片细胞学检查

涂片细胞学检查,也称为刮片细胞学检查,是一种有创性检查方法。通过刮取角膜或结膜的组织细胞,经涂片及染色,在光镜下对细胞内病毒包涵体、合体细胞、单核-巨噬细胞、淋巴细胞及中性粒细胞等进行观察,有助于对病毒感染的诊断。

临床上,涂片细胞学检查是眼科常用、简便快捷的实验室检查方法,具有设备要求不高、再现性好以及患者依从性强等优点。对于病毒的早期病因学诊断,以及指导临床治疗有实用价值。另外,在人群疾病调查、新药疗效评价,以及发病机制探讨等方面,涂片细胞学检查也有重要作用。

一、涂片细胞学检查方法

(一) 检查材料及仪器

1. 标本采集工具 涂片取材常规应用铂或铝制小刮铲或小手术刀片,用前经75%乙醇消毒处理,并通过酒精灯火焰焚烧消毒,晾凉后备用,或高压灭菌消毒后备用。

2. 载玻片处理 用75%乙醇将载物玻片表面擦拭干净,迅速通过酒精灯火焰6次,晾凉后,做好标记备用。

3. 试剂 眼表麻醉剂、75%乙醇、无水甲醇、吉姆萨染色液(有商品可购)。

4. 仪器 生物显微镜及数码照相系统。

(二) 标本取材操作流程

1. 表面麻醉 眼表滴1%丙美卡因滴眼液1~2滴,3~5分钟后可取材。

2. 取材 用小刮铲或小手术刀片轻、稳、准确地刮取角膜病变边缘、溃疡表面,以及溃疡基底部坏死组织,在刮除深层病灶的坏死组织时,建议在裂隙灯或手术显微镜下进行;对于结膜病灶,取材时结合疾病主要体征,在结膜乳头、滤泡,以及假膜等部位进行标本取材。

3. 涂片 取材后,将刮取的组织涂展于处理后的载玻片中央区上,需涂展成均匀薄层,切忌有成团细胞组织而影响染色观察,另外,涂片时也应避免过度加压造成细胞形态改变或破坏。当标本含有大量的泪液存积于刮铲表面时,应稍等片刻,待泪液挥发后再进行涂片,以免因泪液过多导致细胞密度减低影响结果观察。在标本涂展完成后,应用玻璃蜡笔标记标本的范围及患者名字,静置待染色及镜检。

4. 涂片质量控制 良好的涂片,在载玻片上肉眼可见涂展的分泌物、脓液或组织平铺,无明显的组织堆积。一般要求镜检时,涂展区有80%以上视野中为单层细胞,且总细胞数大于50个/片。

【取材注意点】

- 对于病毒的上皮感染型角膜炎,在刮取病灶基底部组织时,应尽量避免破坏基底膜而延长角膜组织的愈合时间。
- 对神经营养性角膜炎的病人,一般不建议采用涂片细胞学检查,如必要,应在溃疡基底部进行取样,操作时应避免造成过多的组织损伤。
- 对于上皮细胞层完整的角膜基质炎和角膜内皮炎,一般不建议做角膜表层组织取材检查。

二、病毒性角膜炎涂片细胞学特征

病毒性角膜炎涂片细胞学特征见表2-1-1。

表2-1-1 常见病毒性角膜炎涂片细胞学特征

病毒种类	细胞学改变
单纯疱疹病毒	早期可见细胞核增大,晚期嗜酸性核内包涵体,且见多核细胞,见图 2-1-1~图 2-1-4
水痘-带状疱疹病毒	多核细胞,核内嗜酸性包涵体,见图 2-1-5 和图 2-1-6
巨细胞病毒	细胞核内大而单一的核内包涵体,见图 2-1-7
腺病毒	早期核内嗜酸性包涵体,晚期可见单个嗜碱性包涵体,见图 2-1-8

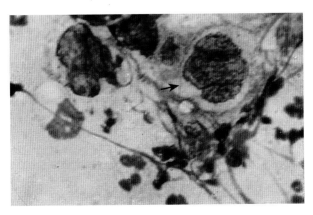

图 2-1-1 单纯疱疹病毒包涵体,涂片可见一个合体细胞内有 4 个胞核(箭头所示),核膜增厚,同质性红色斑点,核内匀质状斑点(核内包涵体)(吉姆萨染色,×1 000)

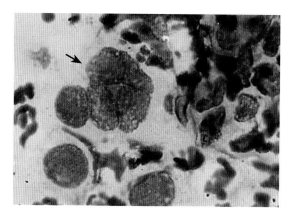

图 2-1-2 单纯疱疹性角膜炎,涂片可见一个合体细胞内 **6** 个胞核(箭头所示)(吉姆萨染色,×**1 000**)

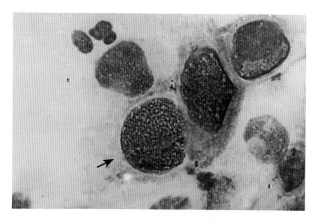

图 2-1-3 单纯疱疹性角膜炎(树枝状角膜炎),涂片可见上皮细胞核增大,核质比增加,核圆,深紫红色,核内见包涵体,核膜增厚,核界清楚(箭头所示)(吉姆萨染色,×**1 000**)

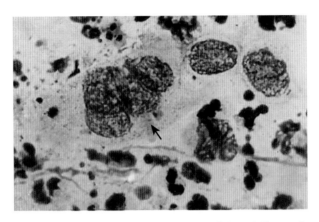

图 2-1-4　单纯疱疹性角膜炎(地图状角膜炎),涂片可见合体细胞内 4 个同等大小的细胞核(箭头所示),核膜增厚,深染,核内匀质性斑点(核内包涵体)(吉姆萨染色,×1 000)

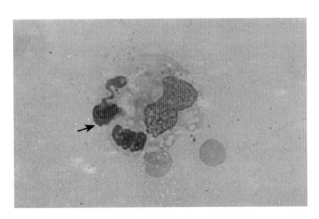

图 2-1-5　带状疱疹病毒性角膜炎,涂片可见巨噬细胞(箭头所示),胞质内可见空泡,核长卵圆形(吉姆萨染色,×1 000)

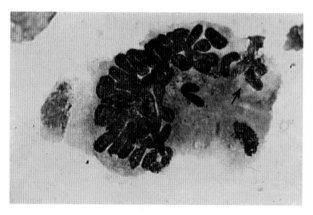

图 2-1-6 带状疱疹病毒性角膜炎,涂片可见多核上皮细胞(合体细胞),其内可见中性粒细胞残核(箭头所示)(吉姆萨染色,×1 000)

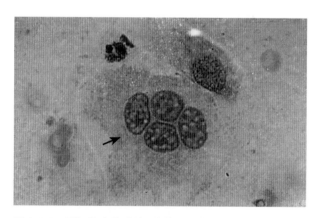

图 2-1-7 巨细胞病毒感染,涂片可见多核上皮细胞。胞体大有 4 个同等大小的细胞核(箭头所示),核界清楚(吉姆萨染色,×1 000)

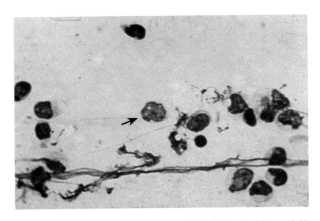

图 2-1-8　腺病毒引起的流行性结膜角膜炎,涂片可见单核细胞(黑色箭头所示)、小淋巴细胞(蓝色所示)(吉姆萨染色,×1 000)

（张　阳）

第二节　病毒的免疫学检测方法

免疫学方法可检测病毒的抗原、病毒特异性抗体及其代谢产物等,为病毒病原学诊断的重要辅助检查方法。从方法学上,免疫学方法分为免疫荧光染色检测法、免疫化学染色检测法,以及病毒感染相关的血清学检测。

一、免疫荧光染色检测法

免疫荧光染色的技术原理为将荧光素,如异硫氰酸荧光素(fluorescein isothiocyanate,FITC)与相应抗体或抗原以化学的方法结合,再将荧光标记后的抗体或抗原,与标本中相应的抗原或抗体相结合,形成荧光标记的抗体-抗原复合物,在荧光显微镜下即可观察荧光信号。免疫荧光染色检测法包括直接和间接免疫荧光法两种。

1. 直接免疫荧光法　利用荧光标记的特异性抗体直接与相应的抗原结合,以鉴定未知抗原,其优点为操作简单、省时、特异性高,缺点为敏感性较差,且不能检查抗体。

2. 间接免疫荧光法　首先用未标记的抗体处理标本,使之与特异的抗原形成复合物,然后再用荧光标记的抗抗体染色,即可检测出特异抗原在细胞中的存在部位,并具有荧光增强效应,其敏感性优于直接免疫荧光法。

免疫荧光法可用于各种病毒性角膜炎的病原学辅助诊断,尤其当病毒拷贝数不足以进行分子生物学检测,或非急性期病毒分离较困难时,免疫荧光检测方法具有明显的优势。例如,在单纯疱疹病毒性结膜炎或水痘-带状疱疹病毒角膜炎的诊断中,结合细胞涂片细胞学检查,进行直接或间接的免疫荧光染色,可发现细胞内病毒的抗原或抗体。对于单纯疱疹病毒、带状疱疹病毒、腺病毒、牛痘病毒、麻疹病毒等相关的角、结膜感染,利用直接或间接免疫荧光的方法,可在细胞质及细胞核中观察到病毒抗原的特异性荧光,见图2-2-1。

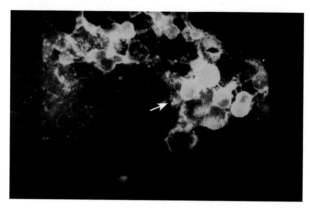

图 2-2-1　单纯疱疹性角膜溃疡(树枝状角膜炎),荧光显微镜下病变细胞核内可见荧光(箭头所示),为单纯疱疹病毒的抗原成分(间接免疫荧光染色,×1 000)

免疫荧光法存在的不足之处为荧光染料的稳定性较差,荧光淬灭后很难对标本进行结果的再复审[1]。

二、免疫化学染色检测法

利用特异性酶替代荧光染料标记病毒抗原或抗体,也称为酶联免疫法。在角膜或结膜组织涂片后,利用过氧化物酶结合特异性抗体或抗抗体,再利用显色底物的显色作用,对病毒抗原或抗体进行显色观察,例如,在单纯疱疹性角膜炎的诊断中,利用免疫化学染色法,可以对涂片或活检标本中的病毒抗原或抗体进行快速诊断[2]。

三、病毒相关的血清学检测

血清学检测在一定程度上有助于辅助判断病毒感染,但是此法具有明显局限性,例如,正常成年人血清中普遍存在单纯疱疹病毒抗体,因此,单次抗体检测对于临床病原学诊断的意义不大。需要对比急性期及发病4~6周后的抗体滴度变化(IgM或IgG),从而判断近期是否有病毒感染,一般公认发病4~6周后,抗体滴度增高4倍及以上才有诊断参考价值[3]。

血清学检查的方法学主要包括:补体结合试验、血清抑制试验、中和试验、固相酶免疫测定、乳胶凝集试验、化学发光测定、免疫印迹试验及免疫荧光技术等,但是,由于其中多数方法的技术设备要求高、操作复杂、需要标本中的病毒载量大、检测灵敏度低,以及交叉抗原反应易引起假阳性等,因此限制了其在眼部病毒感染检测中的应用[4]。

1. 单纯疱疹病毒(HSV)眼部感染的血清学检测　HSV 的血清学检测对临床辅助诊断具有一定的意义,感染后血清中抗 HSV 抗体滴度较前有 4 倍及以上的升高,提示有 HSV 的感染。通过检测针对 HSV-1 和 HSV-2 的特异性抗体,可以对感染的 HSV 类型进行分型[5]。例如 Binnicker 等发明了一种针对 HSV-1 和 HSV-2 特异性抗体进行快速分型检测方法[6],并对原发与继发感染也可通过血清学检测进行鉴别[7]。

此外,血清学检测还可有效地筛选出隐性感染的病例;通过感染后血清中的 IgM 和 IgG 抗体滴度变化的监测,可评价病情进展及疾病严重程度等;有效抗病毒治疗后,血清中特异性抗体滴度会随之下降。

2. 水痘-带状疱疹病毒(VZV)眼部感染的血清学检测

(1) 病毒膜抗原荧光抗体检测,敏感性与中和试验相同。此抗体在水痘发病后出现,并可持续多年[3]。

(2) 逆流免疫电泳(CIE)法,可用来检测水痘-带状疱疹病毒感染后,水泡液中的抗原成分[8]。

(3) 血清补体结合试验,在水痘-带状疱疹病毒的恢复期抗体滴度升高,在发病 6~12 个月后逐渐下降[9]。

3. EB 病毒眼部感染的血清学检测

(1) 异嗜性抗体的检测:异嗜性抗体可凝集绵羊(保罗-邦乃尔测试)和马的红细胞,该抗体在病毒感染 2~3 周后出现高峰,然后逐渐下降,主要用于辅助诊断非典型的,或异嗜性抗体阴性的传染性单核细胞增多症。

(2) 抗病毒衣壳抗原(viral capsid antigen,VCA)抗体检测:可通过间接免疫荧光法测定。在传染性单核细胞增多症的急性期,VCA 的 IgM 和 IgG 抗体都会出现。发病 1~2 个月后,其 IgM 抗体下降并且消失,之后 IgG 抗体也随之下降,但会终身持续存在。

(3) 抗 EB 病毒核心抗原(Epstein-Barr virus nuclear antigen,EBNA)抗体检测:EB 病毒感染的急性期,采用免疫荧光技术可检测到 IgG 水平升高,并且此抗体会终身持续存在。

4. 腺病毒眼部感染的血清学检测　取自发病后至少 5~7 天内,以及发病 2~3 周后配对的血清标本,采用补体结合试验进行检测,如果腺病毒抗体滴度升高 4 倍及 4 倍以上,高度提示腺病毒感染。

5. 肠道病毒 70(EV70)眼部感染的血清学检测　因为 EV70 的分离培养非常困难,所以其血清学检测为快捷的病原学诊断方法,尤其在疾病流行时,十分有效。

EV70 的中和抗体检测具有较高的特异性[10]。EV70 中和试验的结果中,急性期和恢复期血清滴度升高 4 倍及以上时,表明近期有该病毒感染。由于在恢复期,大多数患者血清抗体滴度为 1∶16 或更高,因此,一般认为 1∶16 的血清抗体滴度是诊断标准的临界值[11,12]。

6. 柯萨奇病毒 A 组 24 型变种(CA24v)眼部感染血清学检测 虽然中和抗体试验被广泛地使用在 CA24v 的血清学诊断中,尤其是微量中和试验,但是,由于 CA24v 比 EV70 容易体外分离培养,因此病毒分离培养的价值要高于血清学检测。

7. 新城疫病毒眼部感染的血清学检测 全身新城疫病毒感染的诊断是基于血清特异性抗体滴度的升高。由于血清抗体滴度变化不具有特异性,而且当病人出现眼部表现之后 2~3 天时,至少有 50% 病人的结膜中可分离出新城疫病毒,因此,眼部病毒分离培养一般作为首选的病原学检查方法。当分离培养阴性时,再参考血清抗体滴度的变化、分子生物学方法及细胞病理学的检查结果进行综合判断[4]。

8. 麻疹病毒眼部感染血清学检测 在皮疹出现后 1~2 天时,可发现麻疹病毒的血清抗体升高,而中和抗体滴度会在皮疹出现后 2~4 周到达高峰,由于在此期间很难分离出病毒,因此血清抗体检测具有较高的临床诊断价值。

(张 阳)

参 考 文 献

1. Knipe DM,Howley P. Fields virology. America:Lippincott Williams & Wilkins,2013,420.

2. Farhatullah S,Kaza S,Athmanathan S,et al. Diagnosis of herpes simplex virus-1 keratitis using Giemsa stain,immunofluorescence assay,and polymerase chain reaction assay on corneal scrapings. British journal of ophthalmology,2004,88(1):142-144.

3. Baron EJ,Peterson,L. R,Finegold SM. Bailey & Scott's diagnostic microbiology. America:Mosby,1994,144.

4. Albert DM,Jakobiec FA. Principles and practice of ophthalmology. America:W. B. Saunders Co. ,2000,175.

5. Gleaves CA,Lee CF,Dragavon JA,et al. Detection of herpes simplex virus from clinical specimens by centrifugation enhanced cell culture in MRC-5,primary rabbit kidney and mink lung cells. Serodiagnosis & Immunotherapy in Infectious Disease,1989,3(2):87-92.

6. Binnicker MJ,Jespersen DJ,Harring JA. Evaluation of three multiplex flow immunoassays compared to an enzyme immunoassay for the detection and differentiation of IgG class antibodies to herpes simplex virus types 1 and 2. Clinical & Vaccine Immunology,2010,17(2):253-257.

7. Liesegang TJ. Herpes Zoster Ophthalmicus:Natural History,Risk Factors,Clinical Presentation,and Morbidity. Ophthalmology,2008,115(2):S3-S12.

8. Frey HM,Steinberg SP,Gershon AA. Rapid diagnosis of varicella-zoster virus infections by countercurrent immunoelectrophoresis. Journal of Infectious Diseases,1981,143(2):274-280.

9. Liesegang TJ. Varicella-zoster virus eye disease. Cornea,1999,18(5):511.

10. Ramia S,Arif M. Isolation of enterovirus 70(EV70)from patients with acute haemorrhagic conjunctivitis in two areas of Saudi Arabia. Transactions of the Royal Society of Tropical Medicine & Hygiene,1990,84(1):139-140.

11. Kono R,Miyamura K,Tajiri E,et al. Virological and serological studies of neurological complications of acute hemorrhagic conjunctivitis in Thailand. Journal of Infectious Diseases,1977,135 (5):706-713.

12. Kono R,Sasagawa A,Yamazaki S,et al. Seroepidemiologic studies of acute hemorrhagic conjunctivitis virus(enterovirus type 70)in West Africa. III. Studies with animal sera from Ghana and Senegal. American Journal of Epidemiology,1981,114(3):274-283.

第三节　病毒核酸 PCR 检测

聚合酶链反应(PCR)方法对于提高病毒检出率,明确病因诊断有明显优势,但是,仍存在相对耗时,且设备条件要求高的限制。

一、眼部 PCR 标本采集、运送及储存

1. **标本采集**　由于眼部标本量小,所以在标本采集时应尽可能多采集标本,而且建议在发病早期或急性期采集标本,且采集标本后应及时检测。

目前常用的取材工具为无菌棉拭子。已经有研究显示,植绒拭子对标本的收集及释放病原的量均高于常用的无菌棉拭子或尼龙拭子,但由于植绒拭子的成本较高,因此临床常规应用受到一定限制[1]。

【取材注意点】
- 眼部标本采集时,应可尽可能地同时蘸取泪液,以增加 PCR 前病毒核酸的采集量。
- 如若怀疑单纯疱疹病毒、水痘-带状疱疹病毒、巨细胞病毒引起的角膜内皮炎,应进行前房穿刺取房水,检测三种病毒的核酸。

2. **病毒标本的运送**　应采用冰盒或冷链进行转运。

3. **病毒标本的储存**　眼部标本在 2~8℃ 的环境中可临时储存,但最长不应超过 48 小时。如需中、长期保存,应冷冻于-70℃ 以下,(注意不要在负 20 摄氏度条件下保存)。

二、PCR 种类与方法

1. **普通 PCR**

(1) 核酸提取:常用商品化试剂盒进行提取,如微量组织标本核酸提取试剂盒,其通常采用吸附柱的方法及原理,可在 24 小时内收集到眼部标本中的大

部分核酸成分。具体操作步骤可参照各自试剂盒的说明书要求。

（2）引物设计:首先查阅文献、GenBank 或相应综述中的引物序列,依据检测目的,对待测病毒核酸的特异性引物进行序列查询及设计,并进行引物合成。设计时主要考虑 G+C 含量、引物长度、引物特异性等因素。部分常见病毒可购买到成品的引物片段。

（3）PCR 反应体系的建立:体系主要包括:提取的待测核酸、Taq 酶、Mg^{2+},去离子水或灭菌双蒸水、上下游引物及 dNTPmix。

（4）PCR 反应过程

第一步:变性,将待测 DNA 置于 92~96℃中,发生变性后解离成单链 DNA,热变性不会改变 DNA 化学性质。

第二步:退火,将温度降至 37~72℃,使引物与模板互补区相结合;

第三步:延伸,在 72℃条件下,DNA 聚合酶将 dNTP 连续加到引物的 3′-OH 端,合成新的 DNA 链。

以上三步反应为一个循环,经过 20~40 个循环可扩增得到大量位于两条引物之间序列的 DNA 片段。PCR 产物回收后,进行检测,或置于−70℃储存待测。

2. **逆转录 PCR(RT-PCR)**　RT-PCR 主要用于 RNA 病毒核酸扩增及检测,基本原理类似与普通 PCR。差别在于要在第一轮循环时进行逆转录 cDNA 的合成。其反应体系包括逆转录引物、dNTPs、逆转录酶、RNA 酶抑制剂、缓冲液、适量无 RNA/DNA 酶的超纯水以及待测 RNA 模板。在 PCR 仪或水浴箱中,在规定的温度和时间下进行逆转录反应。

目前有商品化 RT-PCR 一步法试剂进行第一轮的扩增反应。第二轮的扩增步骤与普通 PCR 类似。

3. **实时定量 PCR**　实时定量 PCR 通过使用荧光染料,如 SYBR Green,或荧光标记探针,如 TaqMan 探针,实时监测扩增的进行过程,根据荧光信号的强度判断产物量的变化,从而对 PCR 产物进行定量或相对定量,此法还可对治疗前后病毒载量的变化进行判断。

4. **巢式 PCR**　巢式 PCR 是通过使用两套引物来进行两次连续的扩增反应,以增加扩增的特异性。在第一次反应中的产物可能包含非特异性扩增产物,再使用两个结合位点位于原引物内部的第二套新引物进行第二次反应,可提高检测的特异性。

巢式 PCR 可同时增加反应的灵敏度,对于标本中含有极少量的病毒拷贝数,或普通 PCR 反应后产物特异性差的检测结果,建议改为巢式 PCR 进行检测。

5. **多重 PCR**　由于眼组织的标本量较少,且不同种病毒感染的临床表现存在相似性,因此采用多对引物的多重 PCR,可以对混合感染进行的较全面检测,尤其当怀疑病毒合并细菌、真菌或棘阿米巴感染,或两种以上病毒的合并感染时,通过合理有效的多对引物设计,可以提高混合感染的实验室诊断效率。但该法存在不同引物的扩增效率不一致的缺点,而且引物对数越多,扩增效率的不一致性越明显,实际应用中应该予以注意。

(张　阳)

参 考 文 献

1. Pakzad-Vaezi K,Levasseur SD,Schendel S,et al. The Corneal Ulcer One-Touch Study:A Simplified Microbiological Specimen Collection Method [J]. American Journal of Ophthalmology,2015, 159(1):37-43. e31.

第四节　细胞培养法

病毒属于严格的细胞内寄生生物,其分离培养需要使用有活性的易感细胞。病毒的分离培养法,为病毒性疾病病因诊断的金标准,但是有些病毒不能或很难通过培养法进行诊断,例如冠状病毒、部分细小病毒及部分柯萨奇 A 型病毒、EB病毒等;另一些病毒的实验室分离培养难度大,且步骤烦琐。

常用的培养方法包括:细胞培养、鸡胚接种和动物接种。

一、常用细胞株

常用的细胞株包括原代细胞、二倍体细胞及异倍体细胞的组合。对于不同种类病毒选择合适细胞株时主要考虑两点:一该病毒对所选细胞株的敏感性,二病毒培养后,细胞能否产生病毒感染特征性的细胞病变。眼表常见病毒对应的敏感细胞株见表 2-4-1。

表 2-4-1　眼表常见病毒对应的敏感细胞株

病毒种类	VERO	HELA	A549	HEP-2	HEL	MRC-5	293	PMK
腺病毒	+	+	+	+	+	+	+	
单纯疱疹病毒	+		+	+	+	+		
水痘-带状疱疹病毒					+	+		
巨细胞病毒					+	+		
麻疹病毒	+	+	+	+	+			
腮腺炎病毒	+		+			+		
风疹病毒	+							
柯萨奇病毒 A 型							+	
肠道病毒	+		+/-	+/-				
流感病毒			+/-					+

注:+/-表示敏感性可变

混合细胞培养的方法,即同时应用两种或两种以上种类的细胞制作成的混合细胞培养基,常用于多种不同病毒的联合培养,例如怀疑单纯疱疹病毒、巨细胞病毒、水痘-带状疱疹病毒感染时,常采用 HRZ 混合细胞(内含 CV-1 细胞和 MRC-5 细胞)培养基。

二、细胞培养方法简介

1. **细胞培养材料**　选择合适的细胞培养基,如最常用的 Eagle 基础培养基。培养基内同时加入血清,常用产品为小牛或胎牛血清,使用前应于 56 摄氏度下进行补体灭活。用于细胞维持的血清浓度为 1%~2%,用于细胞生长的浓度为 5%~10%。常规采用 HEPES 作为缓冲体系,酚红指示剂作为提示 pH 变化的补充试剂。此外,抗生素、抗真菌药物均用于抑制细菌和真菌污染,常用的抗生素为青霉素、链霉素及两性霉素 B。

有研究发现,将怀疑单纯疱疹病毒感染的角膜标本,接种到敏感的单层细胞培养基后,采用离心培养的方法,可将病毒分离的敏感性提高 35%[1]。

2. **细胞制备方法**　常用胶原蛋白酶和胰酶法,目的是使组织细胞解离成单个细胞,之后在 EDTA 中制作单细胞悬液,并加入细胞培养皿中。由于存在细胞的接触抑制,细胞悬液在培养器皿中可形成单层细胞。

3. **待检病毒标本的接种**　待检标本预处理后,接种到其敏感的细胞培养基中,同时补充新鲜的细胞维持培养液。不同病毒需要的维持培养时间不同,一般为 1~4 周。

三、培养后病毒的检测

细胞培养中,当病毒在细胞内复制后,可通过细胞病变、红细胞吸附试验、血凝试验和干扰试验等进行观察,以判断培养物中是否存在病毒以及病毒种类。

1. **细胞病变**　细胞病变不仅可以作为病毒增殖的标志,同样可以作为病毒种类鉴定的依据。通常采用病毒敏感的细胞株进行细胞病变的观察,且某一种病毒对特定细胞产生的细胞病变是固定的。结合细胞病变的特征,如巨细胞形成、细胞聚集、融合细胞、细胞核固缩、细胞圆缩、细胞胞浆颗粒化及折光性改变等,可大致对病毒的类型进行判断。

2. **血细胞吸附试验**　主要用于不产生细胞病变的病毒检测,如流感病毒、腮腺炎病毒等。常用豚鼠红细胞,因其细胞体积小,吸附后容易判读。单层细胞表面出现红细胞的聚集时,可提示有病毒复制。

3. **血凝试验**　为避免破坏单层细胞,血凝试验需采用细胞培养瓶培养法。当病毒感染细胞后。可释放出游离的血凝素,通过观察细胞与血凝素的凝集状态,可判断是否存在相应的病毒复制。需要注意的是每次检测均需要有阴性对照。

4. 干扰试验　当细胞受到一种敏感病毒感染后,不再受另一种敏感病毒的感染,例如,风疹病毒在原代非洲绿猴肾细胞培养基中培养,感染风疹病毒的细胞并不引起细胞病变,但却可以干扰其他敏感病毒,如肠道病毒引起细胞病变,因此,借此可间接推测培养的细胞内有风疹病毒的存在。但需要注意的是,最终病毒存在与否的鉴定,仍需要用直接或间接免疫荧光试验,或电子显微镜观察进行确认。

(张　阳)

参 考 文 献

1. Gleaves CA,Lee CF,Dragavon JA,et al. Detection of herpes simplex virus from clinical specimens by centrifugation enhanced cell culture in MRC-5,primary rabbit kidney and mink lung cells. Serodiagnosis & Immunotherapy in Infectious Disease,1989,3(2):87-92.

第三章　抗病毒药物及临床应用

第一节　概　　述

1963 年第一个抗病毒药物被批准临床应用[1]，在此之后，不断有新的抗病毒药物进入临床，截至 2016 年，被批准临床应用的抗病毒药物已有 90 个品种[2]，但是其中只有少部分品种应用于眼科病毒感染的治疗，而且主要是针对疱疹病毒感染的治疗。不同于抗生素药物的研发，眼科抗病毒药物的研发进程相对较慢，其中重要的原因是很难寻找到既能够有效清除细胞内病毒，又对眼组织细胞毒性较小的药物，因此眼科临床抗病毒药物的更新相对比较缓慢。

一、眼科抗病毒药物的种类

根据药物的作用机制，抗病毒药物可以分为 13 类[2]，但是从临床实用的角度，眼科抗病毒药物主要分为非选择性抗病毒药物、选择性抗病毒药物以及其他抗病毒药物。

1. **非选择性抗病毒药物**　是指对病毒及宿主核酸合成均有抑制作用的药物，主要包括：

- 碘苷——主要用于治疗 HSK 的上皮感染型。
- 阿糖腺苷——主要用于治疗单纯疱疹病毒性感染（HSV-1 和 HSV-2）。
- 三氟胸苷——主要用于治疗 HSK 上皮感染型，复发性 HSK 及前葡萄膜炎。
- 阿糖胞苷——主要用于治疗 HSK 和 VZV 的眼部感染。
- 环胞苷——主要用于治疗 HSK。

2. **选择性抗病毒药**　是指选择性抑制病毒核酸合成，对宿主的核酸合成抑制作用较弱的药物，主要包括：

- 阿昔洛韦*——主要用于治疗 HSV、VZV 和 EB 病毒眼部感染。
- 伐昔洛韦*——阿昔洛韦的前体药，临床应用同阿昔洛韦。
- 更昔洛韦*——主要用于治疗 HSK，眼带状疱疹和 CMV 视网膜炎。

- 缬更昔洛韦——更昔洛韦的前体药,主要用于治疗 CMV 所导致的葡萄膜炎和急性视网膜坏死,也可用于治疗 HSK 及眼带状疱疹。
- 膦甲酸*——主要用于治疗耐药性 CMV、HSV-Ⅰ 及 HSV-Ⅱ 感染,尤其是 CMV 视网膜炎。
- 泛昔洛韦*——主要用于治疗眼部 HSV 及 VZV 感染。
- 西多福韦——主要用于治疗艾滋病病人 CMV 视网膜炎。
- 福米韦生——主要用于免疫功能低下病人 CMV 视网膜炎的治疗。
- 溴夫定——主要用于眼带状疱疹和 HSV 角膜炎的治疗。

3. **其他药物** 主要包括:

- 病毒唑*(利巴韦林)——主要用于治疗病毒性结膜炎及角结膜炎。
- 病毒灵(吗啉胍)——曾用于治疗病毒性结膜炎,以及病毒性角膜炎。
- 羟苄唑——主要用于治疗急性出血性结膜炎。
- 酞丁安——主要用于治疗沙眼。
- 重组人干扰素 α1b 及干扰素 α2b*——主要用于治疗腺病毒及肠道病毒导致的结膜炎,以及作为治疗 HSV、VZV 角膜感染的联合用药。
- 聚肌胞——主要作为辅助治疗药物使用。

HSK:单纯疱疹病毒性角膜炎;VZV:带状疱疹病毒;HSV:单纯疱疹病毒;CMV:巨细胞病毒;*:临床较为常用。

二、眼科抗病毒药物应用中应注意的问题

1. **药物毒性** 由于抗病毒药物均需要进入宿主细胞内发挥作用,因此相对于眼科常用抗生素而言,抗病毒药物对机体细胞的毒性较高。另外,病毒在宿主细胞内复制与增生的速度没有细菌的增生速度那样迅速(一般化脓性细菌每 20 分钟即可繁殖一代),所以临床上局部应用抗病毒药物滴眼液,一般不需要采用每 10 分钟至 30 分钟 1 次的频繁点药,以尽量避免药物的毒性作用。

2. **联合用药** 与眼部抗生素多联合应用不同,在治疗结膜、角膜及前葡萄膜病毒感染时,眼局部抗病毒药物的治疗方案一般多采用单一药物治疗为主;当效果不佳,或发现有耐药倾向产生时,再更换另一种抗病毒药物进行治疗。

如果临床上确实需要联合两种抗病毒药物同时治疗时,应选择作用机制不同的药物联合应用,譬如,阿昔洛韦滴眼液与干扰素滴眼液联合应用等。应避免选择作用机制相同的药物联合应用,譬如,同时应用阿昔洛韦与更昔洛韦,以减

少耐药病毒株发生和减轻药物毒性。

3. **全身用药**　一般情况下,病毒性结膜炎和角膜上皮层的病毒感染,主要依靠局部用药即可。在治疗角膜深层组织(基质和内皮层)病毒感染及病毒性前葡萄膜炎时,需要眼局部与全身联合用药。由于多数全身抗病毒药物均存在某些不良反应,因此临床上应注意严格掌握抗病毒药物全身应用的适应证和治疗疗程。

4. **抗病毒谱**　目前,眼科常用抗病毒药物主要包括两类:一是主要抑制病毒核酸聚合酶,干扰病毒核酸合成的药物,如阿昔洛韦、更昔洛韦及伐昔洛韦等;二是习惯上称为广谱抗病毒药物,如病毒灵(吗啉胍)和病毒唑(利巴韦林)等,由于后一类抗病毒药理的机制可能涉及多个环节,且尚不完全明确,其抗眼科常见疱疹病毒的功效又相对较弱,因此,在角膜、前葡萄膜、巩膜以及严重结膜病毒感染的治疗时,应首选阿昔洛韦和更昔洛韦等药物;对于程度较轻的结膜病毒感染,可首选广谱抗病毒药物治疗。

另外,部分广谱抗病毒药物,如干扰素滴眼液等,可作为眼局部联合用药,与阿昔洛韦或更昔洛韦等药物联合应用。

5. **眼科抗病毒药物治疗方案的选择**　目前,对抗病毒药物的应用方案尚缺乏专家共识;眼科常用的抗病毒药物主要是针对疱疹病毒的感染,尤其是单纯疱疹病毒和带状疱疹病毒;迄今为止,尚缺乏作用机制明确、针对眼部腺病毒和RNA病毒感染的有效治疗药物。

预跟踪抗病毒药物的应用研究,以及临床批准应用情况的进展可查询相关网站(http://www.virusface.com/)。

(孙旭光)

参 考 文 献

1. De Clercq E. In search of a selective antiviral chemotherapy. ClinMicrobiol Rev, 1997, 10: 674-693.

2. Erik De Clercq, Guangdi Li. Approved Antiviral Drugs over the Past 50 Years. Clin Microbiol Rev, 2016, 29(3):695-747.

第二节　眼科常用抗病毒药物及临床应用

一、非选择性抗病毒药物及临床应用

1. 碘苷(碘甙,疱疹净)Idoxuridine

【作用机制】碘苷是眼科最早应用的抗病毒药物,其通过抑制病毒 DNA 聚合酶,干扰病毒的复制,发挥抗病毒作用。由于该药同时可明显抑制机体细胞的

DNA 聚合酶,因此毒性较强。

【临床应用】 主要用于治疗疱疹病毒性角膜炎,也可用于牛痘病毒性角膜炎。由于碘苷的角膜穿透性较差,因此只对角膜上皮层病毒感染有效,而对角膜深层的病毒感染无效,并且也不能降低疱疹病毒性角膜炎的复发率。

【剂型与使用方法】 常用眼科剂型包括:0.1%碘苷滴眼液、0.5%碘苷眼膏和复方疱疹净眼膏(0.5%碘苷和0.5%新霉素)。

常用使用方法:

(1) HSK 上皮感染型:0.5%碘苷眼膏,每4小时一次。
(2) HSK 或单疱病毒性结膜炎:0.1%碘苷滴眼液,每小时1次(白天),每2小时1次(夜间),炎症控制后,逐渐减至每日1~2次。

【不良反应】 碘苷滴眼液局部的主要不良反应包括:

- 眼部过敏以及滤泡性结膜炎。
- 点状角膜上皮病变、抑制角膜基质愈合和减弱角膜创口愈合张力(角膜移植后不宜应用)。
- 泪小点阻塞及睑缘增厚。

【注意点】 由于该药的毒性作用较大,所以目前已在多数发达国家停用。

2. 阿糖腺苷 Vidarabine

【作用机制】 阿糖腺苷作为核苷,能够终止核酸链的延长,而从抑制病毒的复制,发挥抗病毒作用[1]。

【临床应用】 主要应用于治疗单纯疱疹病毒性感染(**HSV**-1 和 **HSV**-2),对腺病毒基本无效。由于阿糖腺苷的组织渗透性优于碘苷,所以可以用于角膜深层的病毒感染和前葡萄膜炎。另外,也可用于牛痘病毒性角膜炎。

【剂型与使用方法】 常用眼科剂型:3%阿糖腺苷眼膏。

常用使用方法:

每日3~4次,直至角膜上皮完全修复,减为每日1~2次,炎症完全控制之后,至少再维持治疗1周后停用。

【不良反应】 阿糖腺苷眼膏局部的主要不良反应包括:

- 相似于碘苷的不良反应。
- 眼刺激性,结膜充血。
- 角膜上皮糜烂、角膜水肿及神经营养性角膜病变。

3. 三氟胸苷 Trifluorothymidine

【作用机制】 三氟胸苷是胸腺核苷的衍生物,通过抑制细胞的胸腺核苷合成酶,抑制病毒的 DNA 合成,发挥抗病毒的作用,而其对机体细胞的 DNA 合成的抑制作用相对较弱。三氟胸苷的脂溶性好,易透过角膜上皮层,当角膜上皮缺损时,也可进入角膜深基质层和前房。

【临床应用】 主要用于治疗 HSK 上皮感染型,以及复发性 HSK 和前葡萄膜炎。三氟胸苷对 HSK 的上皮感染型的治疗效果优于碘苷和阿糖腺苷。另外,三氟胸苷可能对腺病毒感染有一定治疗效果,可试用于腺病毒性结膜炎[2]。

【剂型与使用方法】 常用眼科剂型包括:1%三氟胸苷滴眼液、0.5%三氟胸苷眼膏和1%三氟胸苷眼膏。

常用使用方法:

> HSK 上皮感染型:每 2 小时 1 次(白天),直至角膜上皮完全修复,改为每 4 小时 1 次(白天)。炎症完全消失后,改为每日 1~2 次,至少再维持治疗 1 周后停用。

如果治疗 7 天后,病情无明显好转,或治疗 14 天后角膜上皮尚未完全愈合,应考虑更换其他抗病毒药物治疗。

【不良反应】 三氟胸苷滴眼液的局部不良反应相对不常见,主要包括:
- 眼刺痛感、烧灼感,结膜充血与水肿。
- 角膜干燥,角膜上皮糜烂和水肿。
- 眼压升高,以及上睑下垂。

【注意点】
- 为了避免三氟胸苷的眼表毒性,连续应用时间不应超过 3 周。
- 治疗过程中每日最多次数不要超过 8 次。

4. 阿糖胞苷 Cytarabine

【作用机制】 通过抑制胞嘧啶核苷二磷酸还原酶,以及抑制 DNA 聚合酶,阻止病毒 DNA 合成,从而发挥抗病毒的作用。

【临床应用】 主要用于治疗 HSK 和 VZV 的眼部感染。

【剂型与使用方法】 眼科常用剂型:0.1%阿糖胞苷滴眼液。

常用使用方法:

> (1) HSK 的初始治疗:每 1~2 小时 1 次,病情控制后改为每日 4 次,至角膜上皮完全修复后改为每日 1~2 次,至少再维持治疗 1 周后停用。
>
> (2) VZV 角膜炎初始治疗:每 1~2 小时 1 次,病情控制后改为每日 4 次,直至角膜上皮完全修复后改为每日 1~2 次,至少再维持治疗 2 周后停用。

【不良反应】阿糖胞苷滴眼液的主要不良反应包括：

- 角膜上皮下点状浑浊。
- 药毒性角膜溃疡。

【注意点】阿糖胞苷滴眼液的眼部毒性较强,临床应用时应特别注意。

5. 环胞苷 Cyclocytidine

【作用机制】环胞苷为阿糖胞苷的环状衍生物,需在体内先转化成阿糖胞苷再发挥抗病毒作用,抗病毒的药理机制同阿糖胞苷。环胞苷滴眼液的角膜穿透性优于碘苷。

【临床应用】主要用于治疗 HSK。

【剂型与使用方法】眼科常用剂型:0.05%环胞苷滴眼液。

常用使用方法:

同 0.1%阿糖胞苷滴眼液。

【不良反应】局部毒性作用小于阿糖胞苷,主要包括:

- 结膜充血与水肿。
- 眼睑皮肤接触性皮炎。
- 角膜上皮轻微着色。

二、选择性抗病毒药物及临床应用

1. 阿昔洛韦 Acyclovir

【作用机制】通过竞争性抑制病毒的 DNA 聚合酶,阻止病毒复制,发挥抗病毒作用[3],对未被病毒感染的正常细胞中的 DNA 聚合酶没有抑制作用,所以药物毒性较小。

虽然阿昔洛韦全身应用的生物利用度较低,一般为 15%~30%,但是口服和静脉给药后,眼内组织可达到很高的药物浓度;眼局部应用时,可以透入角膜深部组织和前房。因此,一般认为阿昔洛韦对眼科单纯疱疹病毒的治疗作用优于其他抗病毒药物。

【临床应用】主要用于 HSV、VZV 和 EB 病毒眼部感染的治疗。另外,可用于角膜移植术后病毒感染的复发,以及皮肤疱疹的治疗。

【剂型及使用方法】

眼科制剂:0.1%阿昔洛韦滴眼液,3%阿昔洛韦眼膏。

全身用药制剂:阿昔洛韦片剂:0.1g/片;

　　　　　　　阿昔洛韦粉针剂:100mg/支。

常用使用方法:

（1）HSK 上皮感染型：0.1%阿昔洛韦滴眼液每 2 小时一次，连续 7~10 天，或 3%阿昔洛韦眼膏每日 5 次，连续 7~10 天，之后改为每日 3 次，连续 2 周。

（2）HSK 基质型及内皮炎型：除同上局部用药外，同时口服阿昔洛韦片 0.4g，每日 5 次，一般连续 2~4 周，严重的病人可连续服用至 10 周。

（3）眼睑 HSV 或 VZV 皮肤疱疹：局部涂 3%阿昔洛韦眼膏，每日 2~3 次，同时口服阿昔洛韦片，每次 400mg，每日 5 次，连续 5~10 天。伴有免疫功能低下者，静脉应用阿昔洛韦，10mg/kg，每日 3 次，连续 10~14 天。

（4）HSV 前葡萄膜炎：口服阿昔洛韦片 400~800mg，每日 5 次，连续 7 天。

（5）预防 HSK 复发：口服阿昔洛韦片 0.4g，每日 2 次，连续 1 年（主要用于反复发作，且威胁视功能，或独眼反复发作 HSK 的病人）。

【不良反应】阿昔洛韦的不良反应较少，一般不干扰角膜伤口的愈合以及上皮修复。偶尔有病人眼局部应用会出现点状角膜上皮病变以及药物性结膜炎。

全身用药偶尔有病人会出现恶心、腹泻、厌食及头痛；个别有肾脏损伤（肾小管结晶形成所致）；偶见静脉输液部位发生静脉炎，以及高剂量静脉给药时，发生轻微的神经毒性反应（如嗜睡、定向力障碍、震颤和焦虑）。

【注意点】

● 虽然阿昔洛韦可以长期应用，但是全身给药超过 1 个月者，应定期查肝肾功能。

● 预防性全身用药应注意掌握适应证。

● 阿昔洛韦眼局部应用的疗程一般为 3 周，对于需要延长疗程的病人，应注意同时保护角膜上皮，可以给予无防腐剂玻璃酸钠滴眼液或眼用凝胶，如无防腐剂玻璃酸钠滴眼液，或小牛血去蛋白眼用凝胶，每日 4~6 次。

● 孕妇不推荐使用。

2. 伐昔洛韦 Valacyclovir

【作用机制】为阿昔洛韦的前体药，在体内转化成阿昔洛韦起作用，抗病毒机制同阿昔洛韦，但是其生物利用度比阿昔洛韦提高至少 3~5 倍。

【临床应用】主要用于 HSV、VZV 和 EB 病毒眼部感染的治疗，以及病毒性前葡萄膜炎和急性视网膜坏死的治疗。

【剂型与使用方法】片剂：300mg/片，500mg/片；胶囊剂：300mg/粒，500mg/粒。

常用使用方法：

（1）HSV 眼部感染的治疗

1）HSK 基质型：口服 0.5g，每日 2 次，连续 4~10 周。

2）HSK 内皮炎型：口服 0.5g，每日 2 次，连续 1~2 周。

3）HSV 前葡萄膜炎：口服 0.5g，每日 2 次，连续 1~2 周。

（2）HSK 和前葡萄膜炎复发预防：口服 0.5g，每日 1 次，连续 6~12 个月。

（3）VZV 眼感染的治疗

角膜炎及前葡萄膜炎：口服 1.0g，每日 3 次，连续 1 周。

（4）VZV 角膜基质炎和前葡萄膜炎复发的预防：每次 1.0g，每日 1 次，连续 6~12 个月。

【不良反应】同阿昔洛韦。

3. 更昔洛韦 Ganciclovir

【作用机制】为无环鸟嘌呤的衍生物，通过抑制 DNA 聚合酶，阻止病毒复制，发挥抗病毒作用[4]。更昔洛韦不仅具有抗 HSV、VZV、EB 病毒的作用，而且对 CMV 具有高度特异性抑制作用。

相比于阿昔洛韦，更昔洛韦的作用更强、抗病毒谱更广。该药是第一个被批准治疗艾滋病病人 CMV 视网膜炎的药物。

【临床应用】主要用于 HSK、眼带状疱疹和 CMV 视网膜炎的治疗。

【剂型与使用方法】滴眼剂：0.1% 更昔洛韦滴眼液，0.15% 更昔洛韦眼用凝胶。粉针剂（钠盐）100mg/ 支，胶囊剂：0.25g/ 粒。

常用使用方法：

（1）HSK 治疗：0.1% 更昔洛韦滴眼液，或 0.15% 更昔洛韦眼用凝胶每日 5 次，连续 7 天，之后减量为每日 2~3 次，再连续 1~2 周，角膜溃疡完全修复及炎症消失后，改为每日 1 次，维持治疗 1~2 周停用。

（2）VZV 角膜炎治疗：0.1% 更昔洛韦滴眼液，或 0.15% 更昔洛韦眼用凝胶每日 5 次，连续 7 天，之后减量为每日 2~3 次，再连续 2~3 周，角膜溃疡完全修复及炎症消失后，改为每日 1 次，维持治疗 1~2 周停用。

如果病人伴有前葡萄膜炎或前巩膜炎，维持治疗时间需延长至前房炎症消失，或前巩膜炎消退后再停用。

（3）对于眼部 VZV 感染的病人，除局部抗病毒药物治疗以外，需要同时给予全身抗病毒药物治疗。一般口服更昔洛韦胶囊，每次 0.5~1.0g，每日 3 次，连续 7~14 天；对于严重病例，疗程可以酌情延长。

【不良反应】
- 轻度眼睑水肿,结膜充血,眼部刺激感。
- 全身用药的副作用包括:肠胃反应、骨髓抑制、发热、皮疹,精神症状等。

【注意点】
- 眼局部连续应用超过 3 周的病人,应联合无防腐剂的人工泪液,如玻璃酸钠滴眼液等,每日 3~4 次,以便保护角膜上皮。
- 孕妇及哺乳期妇女慎用,不推荐儿童使用全身用药。
- 有精神病或有神经中毒症状的病人,全身给药慎用。

4. 缬更昔洛韦 Valganciclovir

【作用机制】缬更昔洛韦为更昔洛韦的前体药,在体内迅速转化成更昔洛韦,抗病毒机制同更昔洛韦。口服生物利用度是更昔洛韦的 10 倍。

【临床应用】适应证与更昔洛韦相似,临床上主要用于 CMV 所导致的前葡萄膜炎和急性视网膜坏死的治疗。也可用于 HSK 及眼带状疱疹的治疗。

【剂型与使用方法】片剂:450mg/片。

常用使用方法:

同更昔洛韦。

【不良反应】类似于更昔洛韦,服药期间应特别注意监测肝肾功能。

5. 膦甲酸 Foscarnet

【作用机制】膦甲酸(钠)在体内不需要依靠病毒诱导酶的激活,能够直接特异性抑制病毒 DNA 聚合酶和逆转录酶[5],因此,对常见的疱疹病毒均有抑制作用,尤其对阿昔洛韦和更昔洛韦耐药的病毒株仍然有效。

【临床应用】主要用于耐药性 CMV、HSV-1 及 HSV-2 感染,尤其是 CMV 视网膜炎的治疗。

【剂型与使用方法】滴眼剂:3%膦甲酸钠滴眼液(5ml:0.15g);
静脉输液剂:3.0g/250ml,6.0g/500ml。
常用使用方法:

（1）HSK 治疗:3%膦甲酸钠滴眼液,每日 6 次,连续 3 天,之后改为每日 4 次,至角膜上皮修复或炎症基本消失,改为每日 1~2 次,维持治疗 1~2 周后可停用;一般疗程为 4 周。
（2）CMV 视网膜炎的治疗:全身静脉给药治疗艾滋病病人的 CMV 视网膜炎,常与更昔洛韦合用,可减少两种药物各自的用量。
（3）艾滋病病人的 HSV 或 VZV 感染的治疗:全身静脉给药,常与抗 HIV 药物齐多夫定联合应用。

注:CMV:巨细胞病毒,HIV:人类免疫缺陷病毒。

【不良反应】

- 全身用药:肾脏损害,肝脏酶升高,电解质紊乱,贫血,震颤,恶心,腹痛,静脉周围炎。
- 眼局部应用:眼部轻度刺激症状。

6. 泛昔洛韦 Famciclovir

【作用机制】 通过选择性抑制病毒 DNA 聚合酶,干扰病毒复制,发挥抗病毒作用,对 HSV-1、HSV-2 和 VZV 病毒均有明显抑制作用。泛昔洛韦的口服生物利用度可达到 77%,明显高于阿昔洛韦,且对宿主细胞 DNA 聚合酶的影响较小。

【临床应用】 主要用于治疗眼部 HSV 及 VZV 感染的治疗。

【剂型与使用方法】 片剂:125mg/片,250mg/片;胶囊剂:125mg/粒。

常用使用方法:

> (1) 眼部 VZV 感染治疗:口服泛昔洛韦 250mg,每日 3 次,连续 7~10 天。
>
> (2) VZV 前葡萄膜炎治疗:口服泛昔洛韦 500mg,每日 3 次,连续 7~10 天。
>
> (3) HSV 前葡萄膜炎治疗:口服泛昔洛韦 500mg,每日 2 次,连续 7~10 天。
>
> (4) 视网膜坏死综合征维持治疗:口服泛昔洛韦 500mg,每日 3 次。
>
> (5) 预防 VZV 和 HSV 复发:口服泛昔洛韦 500mg,每日 1 次,连续 6~12 个月。

【不良反应】 最常见的不良反应包括:头疼,恶心,腹泻。

【注意点】

- 长期服用需要检测肾功能,根据血肌酐水平调整服用剂量。
- 对泛昔洛韦过敏者禁用,孕妇慎用。

7. 西多福韦 Cidofovir

【作用机制】 选择性抑制病毒 DNA 聚合酶,抑制病毒复制,发挥抗病毒作用,该药不需要经过病毒诱导酶的激活过程,具有直接抑制病毒复制的功能。

【临床应用】 主要用于治疗艾滋病病人的 CMV 视网膜炎,常作为二线药物用于对更昔洛韦和膦甲酸钠耐药,或持续用药不耐受及出现毒性反应的 CMV 视网膜炎病人的治疗。体外试验提示:西多福韦对腺病毒、人乳头状瘤病毒及痘科病毒有抑制作用。

【剂型与使用方法】 静脉注射剂:375mg/支。

常用使用方法:

> CMV 视网膜炎治疗:
>
> (1) 诱导治疗剂量(静脉给药),5mg/kg,每周 1 次,连续 2~3 周。
>
> (2) 维持治疗剂量(静脉给药),3~5mg/kg,每 2 周 1 次,应根据血肌酐水平调整用量或停用。

【不良反应】

● 全身主要不良反应为肾损伤。

● 眼部不良反应为急性眼内炎,或同时可伴有肌张力减退。

8. 福米韦生 Fomivirsen

【作用机制】福米韦生为 CMV 基因片段中的反义寡核苷酸,含 21 个核苷酸,可直接与病毒 mRNA 结合,抑制病毒的复制,发挥抗病毒的作用,其抗 CMV 的活性强于更昔洛韦和膦甲酸钠。

由于福米韦生不影响其他抗病毒药物的作用,所以可以与其他抗病毒药物联合应用。

【临床应用】主要用于免疫功能低下病人的 CMV 视网膜炎的治疗。

【剂型与使用方法】玻璃体注射剂,6.6mg/mL。

常用使用方法:

CMV 视网膜炎治疗(玻璃体注射)
（1） 诱导治疗剂量:300μg(0.05ml),每周一次,连续 2 周。
（2） 维持治疗剂量:300μg(0.05ml),每 4 周一次。

【不良反应】全身应用可引起前葡萄膜炎及玻璃体炎。

【注意点】避免与西多福韦一同应用。

9. 溴夫定 Brivudine(溴乙烯尿苷)

【作用机制】选择性抑制病毒 DNA 合成,影响病毒复制,达到抑制病毒增生的作用[6]。

【临床应用】主要用于治疗眼带状疱疹和单纯疱疹病毒性角膜炎[7]。

【剂型与使用方法】滴眼剂:0.1%溴夫定滴眼液(国内尚无商品药物);片剂:125mg/片。

常用使用方法:

眼部带状疱疹的治疗:口服 125mg,每日 1 次,连续 7 天。
HSK 上皮感染型的治疗:滴眼每日 4~6 次,连续 2~3 周。

【不良反应】溴夫定的毒性相对较低,不良反应程度较轻。

● 应用滴眼液时,部分病人会有局部的轻微刺激症状。

● 全身应用时会引起恶心等肠胃道反应。

三、其他抗病毒药物

1. 利巴韦林(病毒唑) Ribavirin

【作用机制】可能通过抑制单磷酸肌苷脱氢酶,干扰病毒 DNA 合成;通过抑制 RNA 聚合酶,干扰 mRNA 的翻译功能,具有抑制 DNA 和 RNA 病毒的作用,故被称为广谱抗病毒药。

利巴韦林在细胞内抗 RNA 病毒的作用较强,但是不能通过血-脑屏障及血-视网膜屏障。

【临床应用】主要用于病毒性结膜炎、病毒性角结膜炎的治疗,如试用于腺病毒引起的流行性角结膜炎等[8]。也可用于轻度的 HSK 的治疗。

【制剂与使用方法】滴眼剂:0.1%利巴韦林滴眼液,0.5%利巴韦林滴眼液。片剂:0.05g/片,0.1g,0.2g/片。注射剂:0.05g/ml,0.1g/ml,0.2g/ml。

常用使用方法:

(1) 流行性角结膜炎的治疗:试用滴眼液每日 4~6 次,连续 1 周后,改为每日 2~3 次,炎症消失后停用。

(2) HSK 的治疗:滴眼液每小时 1 次,炎症控制后改为每日 4~6 次,炎症消失后停用。

【不良反应】滴眼液使用中,偶见眼局部刺激症状的发生。

【注意点】

- 目前尚缺乏确实有效的抗腺病毒眼部感染的药物。
- 尽管利巴韦林为广谱抗病毒药物,但是其抗疱疹病毒的作用强度不如阿昔洛韦及更昔洛韦类药物,故一般仅用作轻度 HSK 的治疗。
- 在眼科适应证的治疗中,很少需要联合全身使用该药。
- 孕妇禁用,哺乳期妇女使用期间应暂停授乳,老年人不推荐使用[9]。

2. 吗啉胍(病毒灵) Moroxydine

【作用机制】体外实验发现,吗啉胍具有抑制流感病毒及腺病毒 8 型的作用,曾被认为是广谱抗病毒药。

【临床应用】曾用于治疗病毒性结膜炎,以及病毒性角膜炎。

【制剂与使用方法】滴眼剂:4%吗啉胍滴眼液。片剂:0.1g/片。

常用使用方法:

病毒性结膜炎治疗:滴眼液每 1~2 小时 1 次,炎症控制后改为每日 2~3 次,炎症消退后停用。

【不良反应】全身大剂量使用可出现食欲不振、口干、出汗及低血糖反应。

【注意点】

● 眼科适应证治疗中,一般不需全身联合应用此药。

● 因为临床观察发现治疗病毒性角膜炎和结膜炎无效,所以 1981 年日本药局方中已将该药删除。目前国际上仅法国和我国仍在生产此药。

3. 羟苄唑 Hydrobenzole

【作用机制】选择性抑制微小 RNA 病毒聚合酶,抑制病毒 RNA 的合成,从而发挥抗 RNA 病毒的作用。体外实验证明羟苄唑可以抑制人类肠道病毒及柯萨奇病毒等。

【临床应用】主要试用于治疗急性出血性结膜炎[10]。

【制剂与使用方法】滴眼剂:0.1%盐酸羟苄唑滴眼液。

常用使用方法:

（1）病毒性结膜炎常规治疗:0.1%盐酸羟苄唑滴眼液,每小时 3~4 次,炎症控制后改为每日 1~2 次,炎症消失后停用。

（2）重度病毒性结膜炎的治疗:初始治疗每小时 4~6 次滴眼,炎症控制后改为每日 3~4 次,炎症消退后停用。

【不良反应】有轻度眼部刺激性。

【注意点】

● 对该药过敏的病人禁用。

● 滴眼液需要避光保存。

4. 酞丁安 Ftibamzone

【作用机制】抑制病毒的 DNA 及蛋白的早期合成,发挥抗病毒作用。实验证明对沙眼衣原体、单纯疱疹病毒和带状疱疹病毒均有抑制作用。

【临床应用】主要用于治疗沙眼,也可用于治疗 HSK 和眼部带状疱疹。

【制剂及使用方法】滴眼剂:0.1%酞丁安滴眼液。

常用使用方法:

HSK 或眼部 VZV 的治疗:一般用于轻症病人,每日 3~4 次,连续 1~2 周,之后改为每日 1~2 次,炎症消失后停用。

沙眼的治疗:每日 3~4 次,连续 2 周,炎症控制后改为每日 1~2 次维持治疗,炎症消失后停用。

【不良反应】偶见眼部过敏(眼部烧灼感,红肿及眼痒)

【注意点】

● 孕妇禁用,哺乳期妇女慎用。

- 用前摇匀;避光保存。
- 有过敏史者禁用。

5. 干扰素 Interferon

【作用机制】干扰素与细胞膜受体结合,诱导细胞产生一系列酶类,通过这些酶抑制病毒的 mRNA 及病毒蛋白的合成,发挥抗病毒的作用。另外,干扰素还具有增强机体抗病毒细胞免疫的作用。

【临床应用】主要用于治疗 HSV、VZV、腺病毒及肠道病毒导致的眼睑、结膜及角膜感染。

【剂型及使用方法】滴眼剂:20 万 IU/2ml(干扰素 α1b);
100 万 IU/5ml(干扰素 α2b)。

常用使用方法:

(1) 病毒性结膜炎治疗:滴眼液每日 4~6 次,炎症控制后,改为每日 2~3 次,炎症消失后停用。

(2) HSK 或 VZV 的治疗:一般与阿昔洛韦或更昔洛韦等选择性抗病毒药物联合应用,每日 4~6 次,常规疗程 2 周。

【不良反应】眼局部轻度刺激性(眼痒、结膜充血,少量分泌物等)。

【注意点】
- 对此药过敏者禁用。
- 孕妇及哺乳期女性慎用。儿童应用的安全性缺乏相关研究资料。
- 眼科适应证的治疗中,很少需要全身应用干扰素。
- 治疗 HSK 或眼带状疱疹时,可作为局部联合应用药物。
- 避光保存,发现沉淀不宜应用。

6. 聚肌胞 Polyinosinicacid:Polycytidilic acid

【作用机制】聚肌胞能诱导细胞产生干扰素,通过干扰素发挥抗病毒的作用。另外,具有免疫调节作用。

【临床应用】与干扰素类似。

【剂型与使用方法】注射剂:1mg/ml,2mg/2ml。

使用方法:

肌内注射,每次 1~2mg,隔日 1 次。

【不良反应】少数病人注射后会产生一过性低热、头晕、恶心、乏力等症状,停药后症状可消失。

【注意点】
- 聚肌胞主要作为辅助治疗药物使用。

- 不建议长期使用。
- 孕妇及过敏者禁用。
- 心脏及肾脏功能不良者慎用。

（孙旭光）

参 考 文 献

1. Brady RC，Bernstein DI. Treatment of herpes simplex virus infections. Antiviral Res，2004，61：73-81.

2. Jose Manuel Benitez-del-Castillo，David Diaz-Valle，Jose Antonio Gegundez-Fernandez. Ocular Pharmacotherapy. Jaypee Brothers Mdedical Publishers（P）Ltd Spain，2017：114.

3. Elion GB，Furman PA，Fyfe JA，et al. Selectivity of action of an antiherpetic agent，9-（2-hydroxyethoxymethyl）guanine. Proc Natl Acad Sci U S A，1977，74：5716-5720.

4．Sullivan V，Talarico CL，Stanat SC. Aproteinkinasehomologuecontrol phosphorylation ofganciclovir in human cytomegalovirus-infected cells. Nature，1992，358：162-164.

5. Helgstrand E，Eriksson B，Johansson NG. Trisodiumphosphonoformate，a new antiviral compound. Science，1978，201：819-821.

6. De Clercq E. Discovery and development of BVDU（brivudin）asa therapeutic for the treatment of herpes zoster. BiochemPharmacol，2004，68：2301-2315.

7. Erik De Clercq，Guangdi Li. Approved Antiviral Drugs over the Past 50 Years. ClinMicrobiol Rev，2016，29（3）：695-747.

8. 陈祖基. 实用眼科药理学. 北京：中国科学技术出版社，1993：195-196.

9. 王家伟. 眼科常用治疗药物手册. 北京：人民卫生出版社，2016：41.

10. 王家伟. 眼科常用治疗药物手册. 北京：人民卫生出版社，2016：48.

第二篇　临床篇

第四章　疱疹病毒性角膜炎

第一节　单纯疱疹病毒性角膜炎

在世界范围内,单纯疱疹病毒-1 型(herpes simplex virus type-1,HSV-1)感染所引起的病毒性角膜炎(herpes simplex keratitis,HSK)是最常见的致盲性角膜病之一。在发达国家,其发病率为每年 $5.9/10^5$ 至 $20.7/10^5$,患病率为 $149/10^{5[1]}$。

在我国,HSK 居角膜病盲病因的首位[2]。HSK 的反复发作可导致角膜组织损伤,最终造成角膜斑翳形成,从而导致视功能障碍。迄今为止,我国尚缺乏以人群为基础的 HSK 发病率与患病率的流行病学相关资料。有研究发现,由 HSK 引起的角膜穿孔及角膜斑翳占角膜手术总数的 17.6%,并且是穿透性角膜移植手术第二位的原因[3]。

一、病因及诱发因素

(一) 病因

单纯疱疹病毒(Herpes simplex virus,HSV)属疱疹病毒科,为双链 DNA 病毒,血清学分型为 HSV-1 及 HSV-2,导致眼部感染的主要为 HSV-1。虽然,通过接种可感染多种动物,但是人类是 HSV 唯一自然宿主。人群中 HSV 的感染率高达 80%~90%。我国地区性人群的血清中,HSV-1 抗体阳性比例高达 92%[4]。

(二) 诱发因素

既往研究显示,HSK 病人每年复发一次以上的占 34%,每 2 年复发一次以上的占 68%,平均发作间隔约为 1.5 年(1.7 个月~20.8 年)[5],其复发率与病人的性别、年龄无相关性,但是,短时间内反复发作的病人,复发周期会逐渐缩短[8]。

与 HSK 反复发作相关的危险因素包括眼局部因素、全身因素和环境因素。

1. **眼局部因素**

（1）眼局部药物：长期应用前列腺素衍生物类药物，易于诱发单纯疱疹病毒性角膜炎[6]；眼局部应用糖皮质激素及抗新生血管治疗也可导致 HSK 的复发，如眼内或球旁注射地塞米松、视网膜光动力治疗，以及眼内抗 VEGF 注射治疗等。

（2）眼部手术：主要包括 LASIK 手术[7]、白内障手术，以及角膜移植手术等。

2. **全身因素**　全身因素是 HSK 复发的最常见因素，主要包括：

（1）全身免疫功能低下：在原发性或继发性免疫缺陷的病人中，HSK 倾向于双眼反复发作，且病情普遍较重；全身糖皮质激素或免疫抑制剂治疗的病人易被诱发 HSK。

（2）代谢性疾病：如糖尿病等。

（3）其他全身因素：如发热、月经期、全身感染性疾病、外科手术、局部创伤、长期疲劳、情绪紧张，以及情感创伤[8]。但有研究提出，除了免疫功能障碍类疾病之外，其他系统疾病与 HSK 的复发并无直接关联性[9]。

（4）机体易感性：Keijser S 等采集了 105 例确诊 HSK 病人与 145 例正常人的泪液，应用 PCR 扩增分析了两组人群泪液中乳铁蛋白的基因多态性，结果发现 HSK 病人泪液中携带 Glu561Asp 的表达量明显增高，而且与 HSK 易感性相关[10]。

3. **环境因素**　主要包括长时间日光照射、寒冷及长时间高温高湿环境等。

二、病 理 机 制

（一）原发性感染与复发性感染

1. **原发性感染**　人类通过直接接触而感染 HSV。病毒先在原发接触的部位，如眼部、皮肤以及口唇黏膜等组织中进行复制，并引起炎症反应。然而，临床上只有 1%~6% 原发性感染的人会出现临床表现[11]，多数人为隐性感染。在原发性感染之后，病毒从原发感染组织内的神经末梢，沿神经纤维轴浆流逆行到达神经元细胞，由于病毒的复制受到机体免疫功能的抑制，因而处于潜伏状态。

2. **复发性感染**　在诱发因素作用下，潜伏的病毒会被激活，并在神经元细胞内开始复制，之后顺神经纤维的轴浆流到达神经支配区域和/或附近的组织，并继续大量复制、增生及释放病毒颗粒，导致炎症反应及组织破坏，产生多种临床表现。目前，对 HSV 病毒的 DNA 从轴突转运和释放的具体机制知之甚少，但是近期研究发现病毒颗粒不仅可沿着神经轴突到达神经末端进行释放，而且也可感染包裹在轴突周围的神经胶质细胞，引起神经本身的病变[12]。

在 HSV 潜伏的建立、维持及再激活过程中，潜伏相关转录子（latency-associated transcript，LAT）起着重要的作用。与病毒复发相关的机制包括 RNA 水平调控的抗凋亡机制与蛋白水平调控的 LAT 表达机制。

（二）病毒感染与免疫反应

1. **角膜上皮层的病毒感染**　HSK 上皮感染型的病理机制是以病毒的直接作用，导致组织炎症反应为主，最早期的临床表现为角膜点状上皮病变，之后在 12~24 小时内，病毒在上皮细胞内大量复制，并导致细胞崩解，释放出病毒颗粒，并继续感染邻近的正常细胞，从而形成树枝状角膜溃疡；当溃疡进一步发展，病灶相互融合，便可形成地图状角膜溃疡。当免疫功能正常时，HSV 引起的上皮感染具有一定的自限性，并且多数不会累及角膜基质层，对视功能影响较小。

2. **角膜基质与内皮的病毒感染**　HSK 的基质型与内皮炎型的病理机制以免疫病理性损伤引起的组织炎症为主。研究发现，由于角膜基质及内皮细胞对单纯疱疹病毒的易感性不如上皮细胞，因此，病毒在基质和内皮层中所引起的病理改变，主要为组织对病毒抗原的细胞免疫反应[13]。

三、临床表现

（一）先天性与新生儿 HSV 感染

1. **先天性 HSV 感染**　胎儿感染病毒的概率约为 1/300 000，感染后常导致先天性角膜混浊，并可伴有小眼球、视网膜发育不良、视神经萎缩或脉络膜视网膜炎等。另外，也常伴有皮肤、其他重要器官及神经系统的病理改变。

2. **新生儿 HSV 感染**　新生儿感染 HSV 可诱发危及生命的疾病，如疱疹性脑炎以及全身病毒播散等，其致残率与死亡率很高。主要感染源为 HSV 感染的病人及无症状的病毒携带者，其传染主要途径为直接接触感染，偶尔病毒也可通过脱落的组织导致感染。

新生儿的 HSV 感染过程可发生在其生长的三个时期：宫内期（占 5%）、围产期（占 10%）及新生儿期（占 85%）。在围产期与新生儿期 HSV 的感染，通常表现在皮肤、眼部或口唇部，其潜伏期为 3~9 天，而口唇部感染的临床表现多在生后 10~12 天出现，而神经系统病症通常在生后 16~19 天出现。

新生儿眼部 HSV 感染的主要临床表现包括：

- 滤泡性结膜炎，
- 角膜上皮感染型或角膜基质炎，
- 白内障，
- 坏死性脉络膜视网膜炎约有 1/3 HSV 感染的新生儿会伴有神经系统疾病。

【注意】80%新生儿的 HSV 感染是由 HSV-2 所致,病毒主要来自母亲的生殖系统。新生儿从母体获得的保护性抗体并不能完全保护眼部免受病毒感染。

临床研究发现,新生儿角膜上皮感染型 HSV 的治疗效果良好,角膜病灶可完全恢复;但是,角膜基质炎控制后,会遗留角膜云翳,从而影响视功能[14]。

(二) 原发性单纯疱疹病毒感染

在出生 6 个月以内的婴儿中,HSV 中和抗体的检出率很高,因此,发生 HSV 原发性感染的概率很低。但是,随着保护性抗体的滴度的逐渐下降(到 1 岁时,抗体检出率下降至约 20%),感染率会增高。60%人群会在 5 岁前感染 HSV,然而,超过 94%的 HSV 原发性感染为隐性感染,少数显性感染者也多表现为口唇部单纯疱疹,而眼部受累的概率很低。

1. 临床表现

(1) 全身临床表现主要包括:

- 发热等上呼吸道感染症状,
- 耳前淋巴结肿大,
- 口唇部皮肤出现自限性单纯疱疹。

(2) 眼部临床表现主要包括:

- 眼睑及睑缘皮肤单纯疱疹(疱疹愈合后一般不留瘢痕),
- 急性滤泡性结膜炎,伪膜性结膜炎,
- 点状或树枝状角膜炎,其中约 10%的病人可进展为角膜基质炎,或伴发葡萄膜炎。

(三) 复发性单纯疱疹病毒感染

临床常见的 HSV 感染多数为复发性感染,成人复发性眼部单纯疱疹感染的发病率为 149 人/10 万。复发性 HSV 感染的眼部疾病谱包括:

- 睑缘炎与结膜炎(54%)
- 角膜上皮炎(63%)及角膜基质炎(6%),角膜内皮炎等
- 葡萄膜炎(4%)[15]

部分病人可同时有两个或两个以上眼部位的感染。

在复发性 HSV 眼部感染中,角膜炎对视功能影响最为严重,其包括五种临床类型,见表4-1-1。

表 4-1-1　HSK 的临床类型及主要临床表现

临床类型	主要临床表现
● 上皮感染型	角膜上皮微囊泡、树枝状角膜溃疡、地图状角膜溃疡及边缘性角膜溃疡。
● 基质型	免疫性角膜基质炎和坏死性角膜基质炎。
● 内皮炎型	盘状角膜内皮炎、弥漫性角膜内皮炎及线状角膜内皮炎。
● 神经营养性角膜病变	迁延性角膜上皮缺损或角膜溃疡,症状与体征分离。
● 混合型	上述两种或两种以上类型同时存在。

【注意点】HSK 混合型,即角膜上皮感染型和基质型、或角膜上皮感染型和内皮炎型、或角膜内皮炎型和基质型等同时存在,可以是在病情发展中,一种类型的病变累及到其他层面的角膜组织所致,也可是两种类型或两种以上类型的病变同时出现。

在上皮感染型、基质型及内皮炎型反复发作及治疗过程中,均可能发生神经营养性角膜病变,其重要的临床表现之一为**体征与症状分离现象**。

1. **上皮感染型 HSK 的临床表现**

1) **症状**:病变部位角膜知觉减低或消失是其典型表现之一,但因病灶周围角膜的敏感性可相对增高,故病人仍会有疼痛、畏光、眼磨,异物感和流泪等刺激症状;当病变位于角膜中央区时,会出现视力下降。值得注意的是个别病人会以流泪为首发症状而就诊[16]。

2) **体征**:早期表现为点状角膜上皮病变,局灶性(图 4-1-1)或树枝状溃疡(图 4-1-2),其病程多为 2~3 周,如无合并症发生,大部分病人可被有效治愈,并无角膜瘢痕形成,或仅遗留少量角膜薄翳。

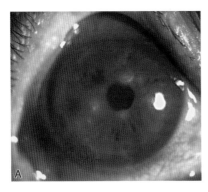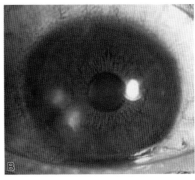

图 4-1-1　HSK 上皮感染型
A:角膜局灶性上皮下浸润; B:角膜局灶性上皮下浸润,荧光素染色(+)

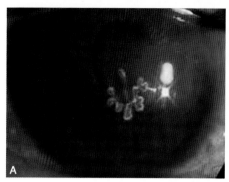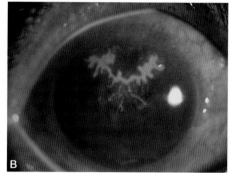

图 4-1-2　HSK 上皮感染型

A:树枝状角膜溃疡,荧光素染色(+);B:树枝状角膜溃疡,荧光素染色(+)。

地图状角膜溃疡多由树枝状角膜溃疡进一步扩大、加深发展而来,病灶呈不规则地图状、边缘不齐,且灰白色隆起,治愈后往往遗留角膜云翳(图 4-1-3 和图 4-1-4)。

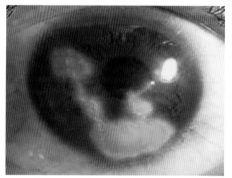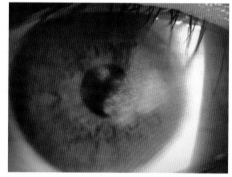

图 4-1-3　HSK 上皮感染型,活动期地图状角膜溃疡。

图 4-1-4　HSK 上皮感染型,地图状角膜溃疡愈合后,浅基质遗留云翳。

有研究发现树枝状角膜溃疡发生时,其累及深度即已超出了上皮基底膜,如病灶继续发展,或不合理给予糖皮质激素治疗,病变会向角膜基质层发展[17]。

【注意点】原发在角膜边缘区(即角膜缘内 3mm 范围)的 HSK 上皮感染型病灶,表现为边缘性角膜溃疡,此时,应注意与类风湿关节炎等自身免疫性疾病相关的边缘性角膜病变相鉴别。

角膜树枝状溃疡愈合过程中,虽然其病灶外观上仍可呈树枝状,但是荧光素染色已不着色,被称为树枝状角膜上皮病变(dendritic epitheliopathy)。此时,应注意减少抗病毒药物使用次数,而加强促进上皮修复的药物治疗。

2. **基质型 HSK 的临床表现**　基质型 HSK 的病理机制既包括病毒直接破坏组织,也涉及病毒抗原引起免疫性病理损伤;临床上可将其分为免疫性角膜基质炎与坏死性角膜基质炎两个亚型。

（1）**免疫性角膜基质炎**:主要病理机制为角膜基质对病毒蛋白抗原的超敏反应,组织学的特征主要为致敏的淋巴细胞、浆细胞、巨噬细胞、中性粒细胞的浸润。

1）**症状**:主要包括:眼红、视力下降、畏光及流泪等,其症状并不具有特异性。相对于上皮感染型,基质型的病人视力下降出现的比较早。

2）**体征**:轻到中度的角膜基质炎多表现为局灶性盘状基质浸润与水肿(图4-1-5)。但是,其病变形态也可呈多样性,如半环形(图4-1-6)、不规则环形(图4-1-7)、双环状(图4-1-8),以及偏中心环形。

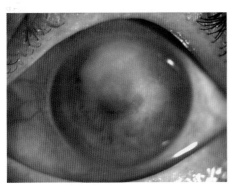

图 4-1-5　HSK 免疫性角膜基质炎,角膜盘状浸润及水肿。

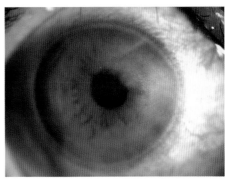

图 4-1-6　HSK 免疫性角膜基质炎,半环形角膜浸润及水肿。

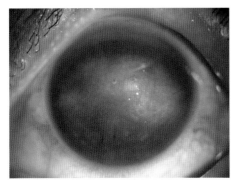

图 4-1-7　HSK 免疫性角膜基质炎,不规则形角膜浸润及水肿。

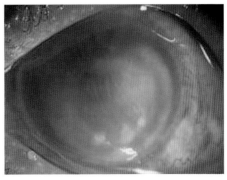

图 4-1-8　HSK 免疫性角膜基质炎,角膜浸润及水肿呈"双环形",伴后弹力层皱褶。

免疫性角膜基质炎的上皮多完整,荧光素染色呈阴性,尤其初次发病的病人极少合并上皮缺损、基质溃疡,以及角膜新生血管增生。部分病人在病变范围内的角膜内皮层可见 KP,或合并前葡萄膜炎。

重度病人或反复发作病人的角膜基质浸润与水肿范围会更广泛,多伴有后弹力层皱褶(图 4-1-8 和图 4-1-9),并有新生血管增生。少数病人可出现病灶区的角膜内皮细胞功能失代偿,而发生大泡性角膜病变(图 4-1-10)。

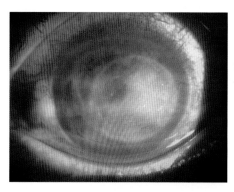

图 4-1-9　HSK 免疫性角膜基质炎,偏中心盘状角膜浸润及水肿及后弹力层皱褶。

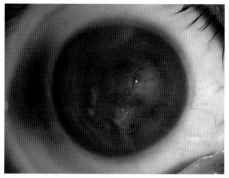

图 4-1-10　HSK 免疫性角膜基质炎,角膜内皮细胞功能失代偿,上皮大泡性角膜病变。

个别病人还可形成多象限性角膜病灶(图 4-1-11 和图 4-1-12),其原因可能与病毒侵袭了不同象限的角膜神经、或病变在不同部位反复发作有关。

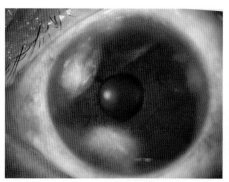

图 4-1-11　HSK 免疫性角膜基质炎,角膜基质浸润病灶累及 2 个象限。

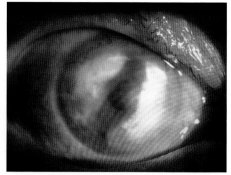

图 4-1-12　HSK,免疫性角膜基质炎,角膜基质浸润病灶累及多个象限。

角膜基质中增生的新生血管可渗漏出炎症细胞的代谢物质、血清中的蛋白及脂质等,其中渗漏的脂质沉积在角膜基质内可形成角膜脂质变性(lipid kera-topathy)(图 4-1-13 和图 4-1-14)。

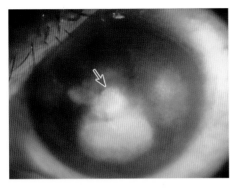

图 4-1-13　HSK 免疫性角膜基质炎，角膜中央区基质内可见局灶黄白色脂质变性（箭头所示）。

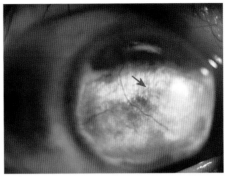

图 4-1-14　HSK，免疫性角膜基质炎，角膜中央区可见局灶黄白色脂质沉着（箭头所示），同时可见粗大新生血管。

在一些静止期的角膜基质病变中，可见部分闭锁的新生血管，被称为"鬼影"血管（ghost vessel）（图 4-1-15 和图 4-1-16）。

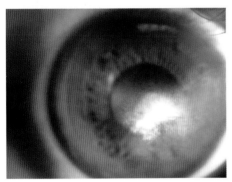

图 4-1-15　HSK 免疫性角膜基质炎，角膜中央区的"鬼影"血管。

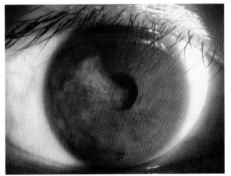

图 4-1-16　HSK 角膜颞侧"分叶状"瘢翳中可见"鬼影"血管。

角膜炎症控制后，个别病人的角膜基质水肿与轻度浸润会较长期存在（图 4-1-17 和图 4-1-18），临床上需要较长时间的维持治疗过程。

（2）**坏死性角膜基质炎**：坏死性角膜基质炎的病理机制既涉及病毒直接破坏引起的严重组织损伤，也涉及病毒抗原诱发的机体免疫性病理损伤；此类病人既往多有角膜炎反复发作的病史，

1）**症状**：病人有严重的畏光、流泪等刺激症状，并伴视力显著下降。

2）**体征**：明显的睫状充血，可见单个，或多个白色或淡黄白色角膜基质浸润及坏死病灶；同时伴有角膜上皮的大片缺损或溃疡形成。在发病的早期可见到角膜基质浸润的形态呈现特征性的"分叶状"（图 4-1-19 和图 4-1-20）。

随着病变的加重，病灶进一步融合、加深及扩大，可表现为典型的坏死性角膜基质炎（图 4-1-21 和图 4-1-22）。

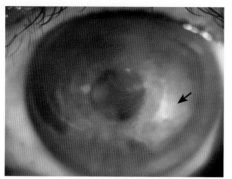

图 4-1-17　HSK 免疫性角膜基质炎,角膜薄翳形成,局部基质仍有水肿(箭头所示)。

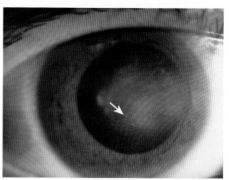

图 4-1-18　HSK 免疫性角膜基质炎,角膜中央区轻度灰白浸润灶,可见散在分布 KP(箭头所示)。

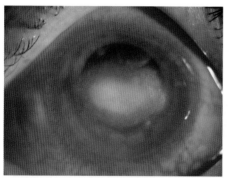

图 4-1-19　HSK 坏死性角膜基质炎,"分叶状"角膜基质浸润病灶。

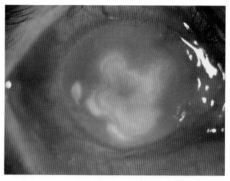

图 4-1-20　HSK 坏死性角膜基质炎,象限性分布的"分叶状"基质浸润病灶。

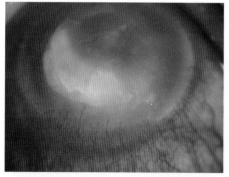

图 4-1-21　HSK 坏死性角膜基质炎,象限性分布的基质浸润坏死病灶,可见粗大新生血管侵入。

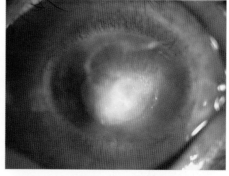

图 4-1-22　HSK 坏死性角膜基质炎,角膜中央区基质浸润及坏死病灶,可见前方积脓。

当病情迁延,可见到位于不同层面的角膜新生血管(图 4-1-23)。有时,新生血管的密集生长会导致病变区角膜呈现类似角膜"红变"的表现(图 4-1-24)。

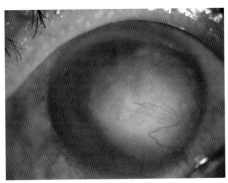

图 4-1-23　HSK 坏死性角膜基质炎,角膜基质灰白浸润,新生血管长入生长。

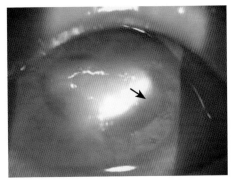

图 4-1-24　HSK 坏死性角膜基质炎,象限分布的基质浸润,新生血管密集生长(箭头所示)。

在反复发作病人中,可见到角膜新旧重叠的病灶,且角膜基质浸润可累及全角膜,或累及角膜基质全层(图 4-1-25 和图 4-1-26),严重者甚至发生角膜穿孔(图 4-1-27 和图 4-1-28)。

3. 内皮炎型的临床表现　近期研究认为,内皮炎型的源头病部位可能为虹膜,在感染的初始阶段,病毒先直接侵袭虹膜组织,继而引起机体产生病理性免疫反应,进一步导致角膜内皮、虹膜组织以及小梁网内皮细胞的损伤。

内皮炎型又可进一步分为盘状、弥散性及线状三种亚型,其共同的临床症状包括眼红、眼磨及视力下降;各亚型的临床体征互有异同。

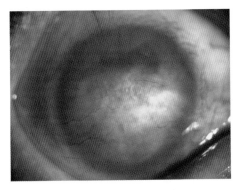

图 4-1-25　HSK 坏死性角膜基质炎,大部分角膜可见灰白浸润灶、瘢翳及新生血管。

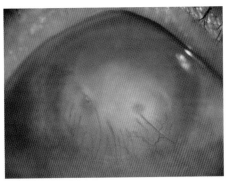

图 4-1-26　角膜中央及下部区域,全角膜基质层内灰白浸润,并可见多量新生血管。

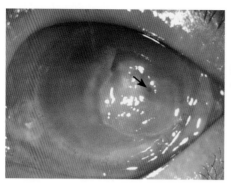

图 4-1-27　HSK 坏死性角膜基质炎,角膜中央区灰白浸润,并可见局限后弹力层膨出(箭头所示)。

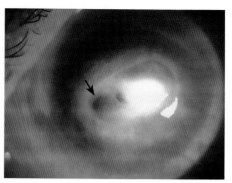

图 4-1-28　HSK 坏死性角膜基质炎,角膜中央区灰白浸润及坏死,可见局部角膜穿孔(箭头所示)

（1）**盘状角膜内皮炎的体征**:主要体征为不同程度的角膜基质盘状水肿,病变多位于角膜中央区(图 4-1-29)或旁中央区(图 4-1-30),水肿区与非水肿区的边界较为清晰。

角膜水肿区对应的内皮面弥散分布 KP;有时由于角膜明显水肿,会影响 KP 的观察,待角膜水肿消退后,可见到活动性 KP(灰白色),或陈旧性 KP(棕色);盘状角膜内皮炎对内皮细胞的损伤较弥漫性和线状内皮炎要轻。

（2）**弥漫性角膜内皮炎的体征**:主要体征为累及大部分角膜的基质水肿(图 4-1-31),角膜内皮面散在分布细小 KP。部分病人的角膜基质水肿可呈扇形或象限性分布(图 4-1-32)。由于弥漫性角膜内皮炎的病程较长,炎症消退相对缓慢,病灶累及范围广,因此对角膜内皮细胞的功能影响较大[18]。

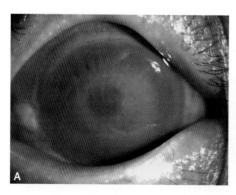
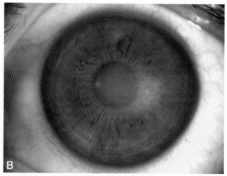

图 4-1-29　HSK 盘状角膜内皮炎
A:角膜中央盘状水肿(中度);B:角膜中央盘状水肿(轻度)。

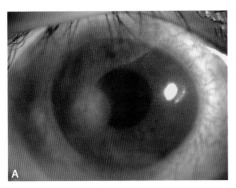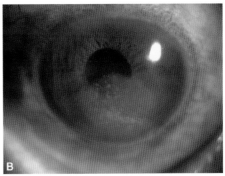

图 4-1-30　HSK 盘状角膜内皮炎

A:旁中央角膜基质盘状水肿;B:角膜旁中央角膜基质盘状水肿,KP+。

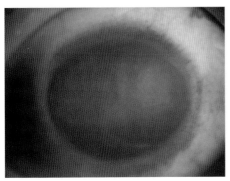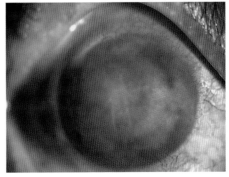

图 4-1-31　HSK 弥漫性内皮炎,角膜基质弥漫型水肿

图 4-1-32　HSK 弥漫性内皮炎,角膜基质扇形分布的水肿

（3）**线状角膜内皮炎的体征**:此型临床较为少见,典型的临床体征为起自角膜周边、并逐渐向角膜中央区进展的线性排列的 KP,其所分布区域的角膜明显水肿,类似于角膜移植术后内皮型排斥反应线。线状角膜内皮炎易引起角膜内皮细胞功能失代偿。

（4）**其他体征**:除了角膜基质水肿、角膜后弹力层皱褶（图 4-1-33）,以及角膜内皮面 KP（图 4-1-34）之外,在各亚型的角膜内皮炎中,均可有部分病人伴有前房闪辉与浮游细胞阳性,以及伴有眼压升高（病毒性小梁炎所致）。

部分病人可合并复发性、非肉芽肿性前葡萄膜炎,前房内出现纤维性渗出,或前房积脓,以及虹膜水肿;反复发作后,可导致虹膜局灶性萎缩或瞳孔后粘连（图 4-1-35 和图 4-1-36）。

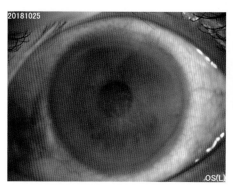 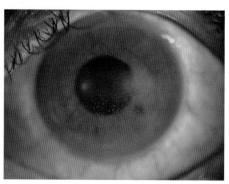

图 4-1-33 HSK 内皮炎角膜基质水肿，后弹力层皱褶

图 4-1-34 HSK 内皮炎角膜基质水肿，角膜内皮面 KP++。

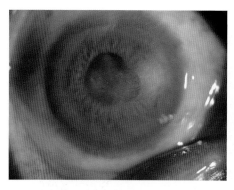 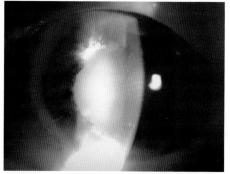

图 4-1-35 HSK 内皮炎，合并前葡萄膜炎，KP+，瞳孔后粘连。

图 4-1-36 HSK 内皮炎，合并前葡萄膜炎，虹膜局灶性萎缩、部分后粘连。

4. 神经营养性角膜病变的临床表现 神经营养性角膜病变是由于角膜神经受损，导致上皮细胞及基底膜的修复功能障碍所产生的一类角膜病变。病毒的反复发作是导致其发生的常见原因之一。

（1）**症状**：多数病人出现角膜知觉下降或消失，以及体征与症状分离现象（即体征重，而症状轻）。

（2）**体征**：角膜上皮持续缺损，或角膜基质无菌性溃疡经久不愈（图 4-1-37 和图 4-1-38），严重者可出现无痛性角膜穿孔。

【注意点】神经营养性角膜病变的溃疡基底部比较光滑，坏死组织较少，溃疡边缘呈灰色增厚（由堆积的上皮细胞组成）。

病人的角膜知觉，尤其是非病变区的角膜知觉明显下降，利用角膜激光共聚焦显微镜检查，可见角膜神经纤维平均密度、总神经数量、平均神经干数量以及神经分支数量均明显减少[19]。

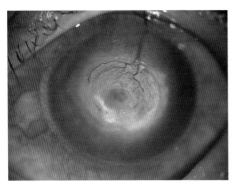
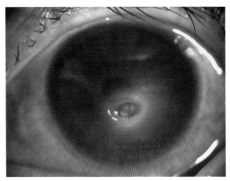

图 4-1-37　HSK 神经营养性角膜病变,
角膜基质椭圆形溃疡,边界清晰,新生
血管长入。

图 4-1-38　HSK 神经营养性角膜病变,
无疼痛性角膜基质溃疡,微穿孔。

　　HSK 的上皮感染型、基质型及内皮炎型均可发生神经营养性角膜病变,其中以基质型和上皮感染型较为容易发生。在 HSK 治疗过程中,如果病人出现体征与症状分离现象时,务必警惕发生神经营养性角膜病变的可能性。

　　5. 混合型 HSK 的临床表现　由于疾病的反复发作,或不合理的药物应用等原因,部分 HSK 的角膜病变会同时累及多层角膜组织,如同时累及上皮层和基质层、或基质层和内皮层,以及上皮层和内皮层,即出现混合型 HSK。

　　混合型 HSK 可由某一种类型的角膜病变发展并累及到其他层面角膜组织所致,如内皮炎型在应用糖皮质激素治疗过程中,出现树枝状角膜溃疡(图 4-1-39),或地图状角膜溃疡,以及内皮炎型病情迁延反复,合并出现角膜基质炎症(图 4-1-40)。

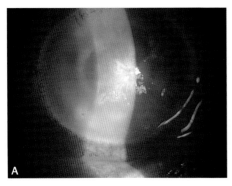
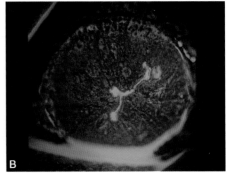

图 4-1-39　混合型 HSK
A:内皮炎合并树枝状角膜溃疡;B:同一病人荧光染色可见树枝状角膜溃疡。

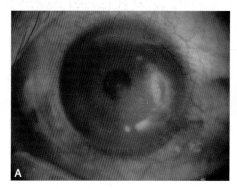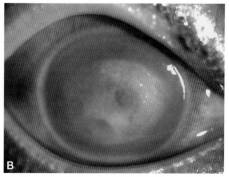

图 4-1-40　混合型 HSK
A:内皮炎合并免疫性角膜基质炎;B:HSK 混合型,内皮炎合并坏死性角膜基质炎。

四、诊断与鉴别诊断

（一）诊断

1. 临床诊断　HSK 临床诊断的主要依据:

（1）病史:包括诱发因素和角膜炎反复发作史等。
（2）典型临床表现:如树枝状或地图状角膜溃疡、盘状角膜水肿或浸润等。
（3）抗病毒药物(上皮感染型),或抗病毒药物联合糖皮质激素(基质型及内皮炎型)治疗有效。

【诊断注意点】HSK 的临床诊断建立之后,需要进一步对其进行临床分型,以便制订相应的治疗方案。

2. 病原学诊断　对于多数病人来说,主要根据病史和典型临床表现即可建立临床诊断,并给予相应的治疗。对于少数反复发作的、或临床体征不典型、或常规治疗效果不佳,以及有全身免疫功能缺陷疾病者,需要进行病因学诊断。

（1）**涂片细胞学检查**:采集角膜病变与非病变区交界处的组织,涂片后用无水甲醇固定,Giemsa 染色后光镜下观察,如观察到细胞内包涵体、合胞体细胞等典型病毒感染表现,即可辅助诊断,但是涂片检查阴性不能完全排除病毒感染。

（2）**免疫组织化学检查**:包括直接免疫荧光法、间接免疫荧光法,以及免疫过氧化物酶技术。

（3）**血清学检测**:检测血清中特异的抗病毒抗体或病毒抗原。

（4）**分子生物学检测**:常用聚合酶链反应(PCR)检测微量病毒核酸,并对其种类进行鉴定。

（5）**病毒培养**:病毒培养仍是病因学诊断的金标准。

（6）**电镜检查**:对病毒颗粒的超微结构进行观察与鉴定。

目前,对于眼科微量标本的病毒检测,仍需要探索敏感性更高、特异性好,且简便易行的检测手段[20]。

(二) 鉴别诊断

1. 与药物源性角膜病变鉴别要点

(1) 病史:药物源性角膜病变常有不合理长期应用药物史。

(2) 病灶特点:药物源性角膜病变的病灶多先始于角膜下周边部,临床表现为角膜上皮点状,或上皮片状剥脱,部分病人可表现为假性树枝状角膜溃疡或旋涡状上皮病变(图4-1-41和图4-1-42)。

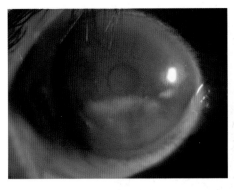

图4-1-41 药物源性角膜病变,上皮假树枝状溃疡。

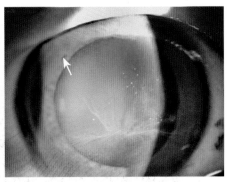

图4-1-42 药物源性角膜病变,旋涡状上皮病变。

2. 与葡萄球菌毒素导致的卡他性角膜炎鉴别要点

(1) 葡萄球菌毒素导致的卡他性角膜炎,病变多局限于周边角膜区域,新生血管多位于浅层(图4-1-43)。角膜的病灶多为圆形,弧形,或椭圆形(图4-1-44)。

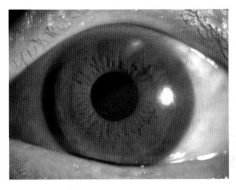

图4-1-43 卡他性角膜炎,上方角膜圆形浸润灶。

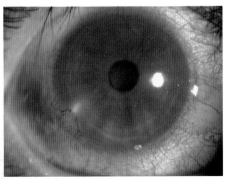

图4-1-44 卡他性角膜炎伴表浅新生血管。

（2）抗生素联合糖皮质激素治疗效果明显。

五、治　疗

（一）HSK 治疗原则

1. 先确定角膜炎的类型：上皮感染型、基质型、内皮炎型、神经营养性角膜病变以及混合型。根据诊断分型，制订有针对性的治疗方案。
2. 上皮感染型和神经营养性角膜病变，以局部药物治疗为主。
3. 基质型与内皮炎型应根据炎症程度，选择局部药物治疗，或局部联合全身药物治疗。对于溃疡迁延不愈者，应结合手术治疗。

（二）药物治疗

1. HSK 上皮感染型的药物治疗　以局部抗病毒药物治疗为主，常用 0.1% 阿昔洛韦滴眼液，或 0.1% 更昔洛韦滴眼液，或 0.15% 更昔洛韦眼用凝胶（反复发作的病人），每日 4~6 次，连续 3 周；之后逐渐减量（图 4-1-45）。

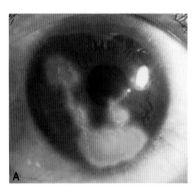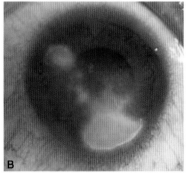

图 4-1-45　HSK 上皮感染型治疗效果
A：治疗前地图状角膜溃疡；B：治疗 1 周后病灶缩小。

同时给予促进角膜上皮修复的药物，如 0.1% 玻璃酸钠滴眼液，或小牛血去蛋白提取物眼用凝胶，每日 4~6 次，待上皮病灶完全愈合后停药（图 4-1-46）。

【治疗注意点】对于上皮感染型，一般不需要同时给予抗炎症药物，尤其应避免使用糖皮质激素滴眼液。

对于边缘性上皮感染型，在抗病毒药物治疗的同时，可给予低浓度的糖皮质激素滴眼液，如 0.1% 氟米龙滴眼液，每日 2~3 次治疗，待溃疡愈合后，改为每日 1 次，再应用 1 周后停用（图 4-1-47）。

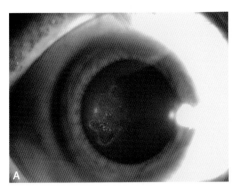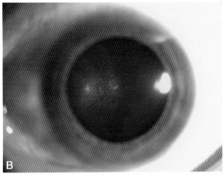

图 4-1-46 HSK 上皮感染型治疗效果
A:治疗前地图状角膜溃疡;B:治疗 1 周后,病灶明显缩小。

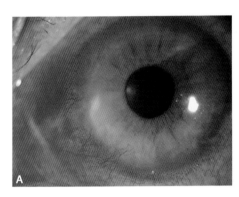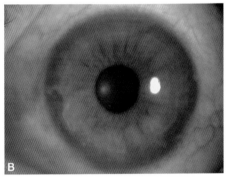

图 4-1-47 上皮感染型边缘性治疗效果
A:治疗前边缘性角膜溃疡;B:治疗 2 周后,角膜溃疡愈合。

当角膜上皮有片状缺损时,晚间应涂用抗生素眼膏,如 0.3%加替沙星眼用凝胶,或夫西地酸,或红霉素眼膏,以预防继发性细菌感染。

2. HSK 基质型的药物治疗

(1) 免疫性角膜基质炎

1) 轻度的病人(病灶直径范围小于 5mm,无前房反应者):给予局部抗病毒滴眼液,如 0.1%阿昔洛韦滴眼液,或 0.1%更昔洛韦滴眼液,或 0.15%更昔洛韦凝胶,每日 4~6 次,连续 3~4 周;同时给予 1%泼尼松龙滴眼液,或 0.5%氯替泼诺滴眼液,每日 4~6 次,连续 1~2 周,见图 4-1-48。

之后根据炎症控制程度,糖皮质激素和抗病毒药物逐渐减量;待炎症完全消失后,建议用 0.1%阿昔洛韦滴眼液或 0.15%更昔洛韦眼用凝胶,每日 1 次,以及 0.1%氟米龙滴眼液,每日 1 次,维持治疗 3~4 周,以防止复发。

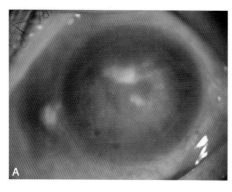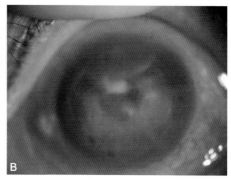

图 4-1-48 HSK 免疫性基质炎治疗效果
A:治疗前角膜基质浸润水肿,B:治疗后,角膜浸润明显减轻。

维持治疗期间可给予 0.1%玻璃酸钠滴眼液,或小牛血去蛋白提取物眼用凝胶保护眼表,同时应注意监测眼压变化。

2) **重度的病人**(病灶直径范围大于 5mm,或有前房反应者)

Ⅰ.**局部药物治疗**:给予抗病毒药物治疗,如 0.1%阿昔洛韦滴眼液,或 0.15%更昔洛韦眼用凝胶,每日 4~6 次,连续 2~3 周;同时给予糖皮质激素滴眼液治疗,如 1%泼尼松龙滴眼液,或 0.5%氯替泼诺滴眼液,每日 6~8 次,连续 2~3 周;之后根据炎症控制程度,两类药物逐渐减量。

炎症完全消失后,给予 0.1%阿昔洛韦滴眼液,或 0.15%更昔洛韦眼用凝胶,每日 1~2 次及 0.5%氯替泼诺滴眼液,或 0.1%氟米龙滴眼液,每日 1~2 次,维持治疗 3~4 周,以防止复发。

维持治疗期间可给予 0.1%玻璃酸钠滴眼液保护眼表;有前房反应的病人,应同时给予散瞳,糖皮质激素治疗期间注意监测眼压变化。

Ⅱ.**全身药物治疗**:重度病人需要联合全身抗病毒药物治疗。口服阿昔洛韦片 0.2~0.4g,每日 5 次,连续 1~2 周;对于阿昔洛韦治疗效果不佳的病人,或容易反复发作的病人,选择口服更昔洛韦胶囊 0.5~1.0g/次,每日 3 次,连续 2~4 周,见图 4-1-49。

【注意点】及时处理高眼压,当眼压没有超过 30mmHg 时,给予局部降眼压药物治疗;如果药物不能有效控制眼压,或眼压持续超过 30mmHg 时,应停用糖皮质激素滴眼液。

因眼压升高不能继续局部糖皮质激素治疗时,可给予 1%环孢素 A 滴眼液,或 0.1%他克莫司滴眼液,每日 2~3 次。待眼压恢复正常 1 周后,再酌情换成糖皮质激素滴眼液治疗。

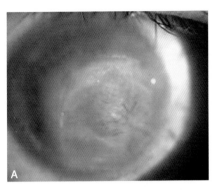
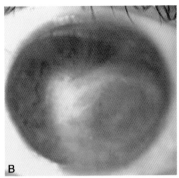

图 4-1-49　复发性 HSK 基质炎病人治疗效果
A：治疗前角膜基质扇形浸润病灶；B：治疗后，病灶明显吸收缩小。

如果病人发生树枝状角膜溃疡，应暂停糖皮质激素滴眼液，改用免疫抑制剂滴眼液治疗，并给予促进角膜上皮修复的药物，待上皮完全修复后，再酌情给予低浓度糖皮质激素滴眼液治疗，如 0.1% 氟米龙滴眼液，每日 2~3 次。

（2）**坏死性角膜基质炎**

1）**局部及全身抗病毒药物治疗**：治疗方案基本同免疫性角膜基质炎的治疗。

2）**抗炎药物治疗**：在溃疡愈合之前，应局部慎用糖皮质激素滴眼液，可选择 1% 环孢素 A 滴眼液或 0.1% 他克莫司滴眼液，每日 1~2 次治疗，其治疗方案请参见免疫性角膜基质炎的治疗（图 4-1-50）。

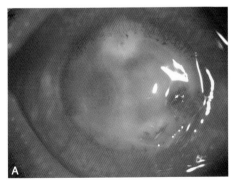
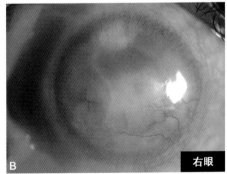

右眼

图 4-1-50　HSK 坏死性基质炎病人治疗效果
A：治疗前，角膜大面积浸润水肿，局部坏死灶；B：治疗后，角膜溃疡愈合，浸润明显减。

3）**促进角膜溃疡修复的药物治疗**：尽快促进角膜溃疡修复是治疗的关键，可给予 0.1% 玻璃酸钠滴眼液、小牛血去蛋白提取物眼用凝胶，或表皮生长因子滴眼液,每日4~6次,直至角膜溃疡完全修复后停用;对于溃疡迁延不愈的病人,可给予20%~40%自体血清滴眼液,每日3~4次(图4-1-51)。

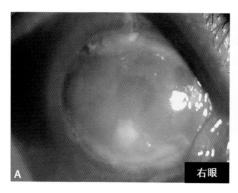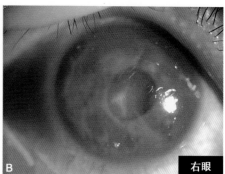

图4-1-51 HSK坏死性基质炎病人治疗效果
A:治疗前,角膜大面积浸润水肿,局部坏死灶;B:治疗后,角膜溃疡愈合,浸润吸收。

【注意点】应用前需取得病人或病人亲属的知情同意)。

4)**预防性抗生素药物治疗**:角膜溃疡愈合之前,应给予抗生素药物,以预防继发性细菌感染,如0.3%加替沙星眼用凝胶,每日2~3次,或红霉素眼膏(晚间)。

【注意点】连续口服抗病毒药物超过1个月,应定期复查肝肾功能;儿童病人(年龄小于14岁)的全身抗病毒药物剂量应请儿科医生会诊后确定。

对于前房积脓不易吸收者,可试给予口服泼尼松30mg,每日1次,连续3~5天,以促进前房积脓的吸收,见图4-1-52。

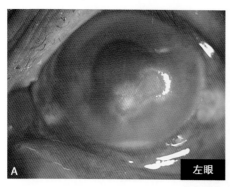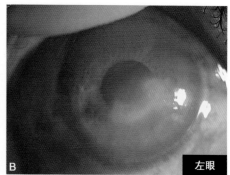

图4-1-52 HSK坏死性基质炎病人治疗效果
A:治疗前,角膜局灶性浸润水肿,局部坏死灶,前房积脓;B:治疗后,角膜溃疡愈合,前房积脓消失。

3. 内皮炎型的药物治疗　内皮炎型 HSK 的治疗方案基本与 HSK 免疫性基质炎基本相同(图 4-1-53)。

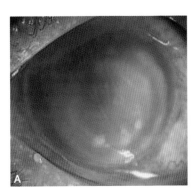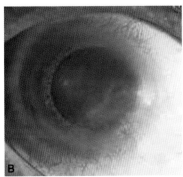

图 4-1-53　HSK 内皮炎病人治疗效果
A:治疗前,角膜基质盘状水肿明显,后弹力层皱褶;B:治疗后,角膜水肿病变明显减轻。

【注意点】伴有前房反应,或伴有前葡萄膜炎,应注意给予散瞳治疗和口服糖皮质激素治疗,并及时处理高眼压(请参考本书的病毒性前葡萄膜炎的治疗)。

对于重度内皮炎的病人,或者短期内反复发作的病人,应延长维持期局部和全身药物的治疗疗程。

对于常规药物治疗效果不佳的病人,应进行房水病毒检测,排除其他种类疱疹病毒感染,如巨细胞病毒等(请参考本书病毒性前葡萄膜炎的病毒检测方法)。

4. 神经营养性角膜病变的治疗　神经营养性角膜病变的主要治疗目标是促进角膜组织的愈合,具体治疗方案包括:

(1) 局部药物治疗:给予 0.3% 玻璃酸钠,或小牛血去蛋白提取物眼用凝胶,或表皮生长因子滴眼液等,每日 4~6 次,直至角膜溃疡愈合,之后减量为每日 2~3 次,再应用 2~3 周后停用。

晚间涂抗生素眼膏,如妥布霉素眼膏,或氧氟沙星眼膏,或红霉素眼膏,或夫西地酸等。

经上述药物治疗角膜溃疡仍不愈合者,可给予 20%~40% 自体血清滴眼液,每日 4~6 次,一般疗程为 4~6 周(图 4-1-54)。

【注意点】应用前需取得病人或病人亲属的知情同意。

(2) 佩戴治疗性绷带镜,一般每两周更换一次镜片;对于同时给予自体血清治疗的病人,应每周更换一次绷带镜。

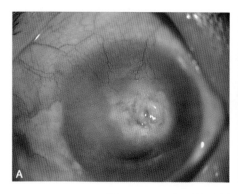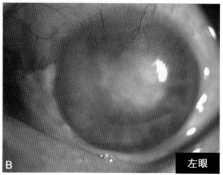

图 4-1-54　HSK 神经营养性角膜病变病人治疗效果
A:治疗前,角膜溃疡,新生血管长入;B:治疗后,角膜溃疡完全愈合,角膜云翳形成。

（3）全身药物治疗:给予维生素 B_2,20mg/次,每日 3 次;维生素 C,0.3g/次,每日 3 次,连续 2~4 周。

【注意点】应减少抗生素及抗病毒药的使用次数,防止药物及其防腐剂对角膜溃疡愈合的影响;佩戴绷带镜治疗的病人,须晚间涂抗生素眼膏。药物治疗效果不佳、或有角膜穿孔倾向的病人,应及时手术治疗。糖尿病患者的角膜溃疡,可在人工泪液中加用胰岛素 1U/mL 治疗。应用前需取得病人知情同意。

5. 混合型的药物治疗

（1）对于上皮感染型和基质型或内皮炎型同时存在的病人,先应用局部抗病毒药物治疗角膜上皮层感染,并同时给予全身抗病毒药治疗;待角膜上皮修复后,再给予局部糖皮质激素治疗(图 4-1-55 和图 4-1-56)。

（2）对于角膜内皮炎与基质炎同时存在的病人,抗病毒药物及局部糖皮质激素药物的治疗疗程要适当延长,以避免短期内复发。

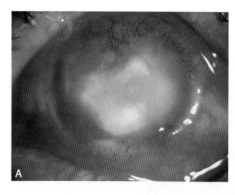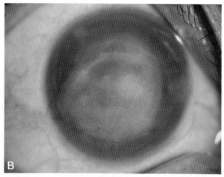

图 4-1-55　HSK 混合型病人治效果
A:治疗前,角膜地图状溃疡,基质浸润,前房积脓;B:治疗后,角膜溃疡愈合,前房积脓消失,角膜云翳形成。

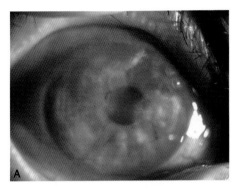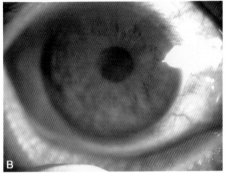

图 4-1-56　HSK 混合型病人治疗效果
A:治疗前,多灶性角膜上皮溃疡及基质浸润;B:治疗后,角膜溃疡愈合,基质浸润吸收。

(三) 手术治疗

1. 适应证

（1）角膜溃疡反复发作,药物控制效果不佳;
（2）角膜瘢痕形成严重影响视力;
（3）近穿孔或已穿孔的角膜溃疡。

2. 手术方式

（1）**病灶清创术**:主要适用于病灶位于角膜浅层的病例。

（2）**结膜瓣遮盖术**:主要用于角膜溃疡迁延不愈,且病灶位于角膜光学区以外的病例。

（3）**羊膜覆盖术**:适用于病灶位于角膜中央及旁中央、溃疡难愈合的病例,但是对于有活动性细菌或真菌感染者不宜应用。

（4）**深板层角膜移植和穿透性角膜移植术**:适用于角膜溃疡较深,或将要穿孔或已穿孔的病例。研究发现深板层角膜移植术后,74.1%的病人可获得大于0.3的最佳矫正视力,并认为深板层角膜移植可作为治疗 HSK 行之有效的术式选择[21]。

（5）**增视性角膜移植手术**:一般采用穿透性角膜移植术。应尽可能在角膜炎症已完全控制后,且遗留的角膜瘢痕影响视功能时,行增视性角膜移植手术[22]。

3. 术后并发症

（1）**青光眼**:术后青光眼是影响 HSK 移植成败的重要因素之一。研究发现青光眼发生的比率随着移植次数增加而增高;术后可发生各种类型青光眼,且发生比例不尽相同,如闭角型青光眼发生率为 59%、激素性青光眼 21%、开角型青光眼 11%、房角后退型青光眼 3%,以及多种因素混合型青光眼[23]。

（2）**术后病毒性角膜炎复发**:由于其临床表现与角膜移植排斥反应常难于

鉴别,因此,术后怀疑角膜移植排斥反应,而常规治疗效果不佳时,应考虑到病毒复发的可能,见图 4-1-57 和图 4-1-58。

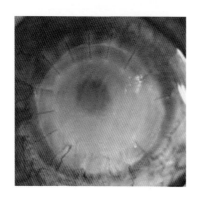

图 4-1-57　HSK 角膜移植术后病毒性角膜炎复发,睫状充血明显,角膜植片水肿浸润,后弹力层皱褶。

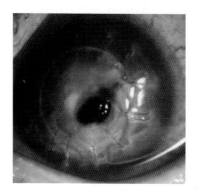

图 4-1-58　HSK 角膜移植术后病毒性角膜炎复发,植片溃疡穿孔。

　　另外,角膜移植排斥反应发生与病毒感染复发之间的关系值得临床深入观察与研究。

六、预　　防

　　针对 HSK 复发率的研究显示,在平均 6.9 年的观察期内,各类型的年平均复发率均为 60%,其中上皮感染型静止期维持时间最长,可达 75.7 个月,而基质型为 21.3 个月[24]。预防 HSK 的诱发因素是减少复发的关键之一,尤其对容易忽略的诱发因素需要引起重视,如糖皮质激素眼球内注射[25,26],以及光动力疗法治疗角膜新生血管等[27,28]。

　　1. 预防性抗病毒药物的应用　临床研究提示,口服阿昔洛韦有一定预防 HSK 复发的作用。一般推荐使用方法为:口服阿昔洛韦分散片 200mg,每日 2 次,疗程一年。

　　【注意点】长期阿昔洛韦口服,需每 3 个月复查血常规、肝功及肾功水平。对于免疫功能正常者,长期口服抗病毒药物的临床效果仍待进一步临床验证。

　　2. 预防性药物临床应用的研究

　　1)局部预防性抗病毒药物应用的研究:在 7 到 48 个月的观察时间内[(32.1±12.3)个月],0.15% 更昔洛韦眼用凝胶治疗组的 HSK 复发率为 47.3%,远高于全身应用阿昔洛韦组(复发率为 26.7%)和全身应用更昔洛韦组(复发率为 17.2%);口服更昔洛韦(8 周)与口服阿昔洛韦(8 个月)的临床效果比较结果发现,在降低 HSK 复发率方面,前者明显优于后者[31][29]。另一项研究发现穿透性角膜移植术后,口服阿昔洛韦可明显降低免疫排斥发生率及提高植片存活率,然而,其预防病毒复发作用并不明显[30]。

2）局部免疫抑制剂预防病毒复发作用的研究:局部抗病毒药物联合0.05％环孢素 A 滴眼液,每日 2 次,应用一年后的临床观察结果提示,两者联合应用可在一定程度上可降低病毒的复发[32]。

【注意点】上述预防性药物临床应用研究的实际临床价值,仍需要大样本、多中心临床研究数据加以证实。

（姜洋　李莹　孙旭光）

参 考 文 献

1. Liesegang T J. Herpes simplex virus epidemiology and ocular importance. Cornea,2001,20:1-13.

2. 陈家祺.角膜眼表疾病临床诊治的进展.北京:北京科学技术出版社.2004:18-30.

3. 谢立信,王富华,史伟云,等.1997 至 2002 年山东省眼科研究所穿透性角膜移植术的原因分析.中华眼科杂志,2006,42:704-708.

4. Lin H,He N,Su M,et al. Herpes simplex virus infections among rural residents in eastern China. BMC lnfect Dis,2011,11:69.

5. Bell DM,Holman RC,Pavan-Langston D. Herpes Simplex keratitis:epidemiologic aspects. Ann-Ophthalmol,1982,14:421-424.

6. Wand M,Gilbert CM,Liesegang TJ. Latanoprost and herpes simplex keratitis. Am J Ophthalmol, 1999,127:602-604.

7. Dhaliwal DK,Romanowski EG,Yates KA,et al. Valacyclovir inhibition of recovery of ocular herpes simplex virus type 1 after experimental reactivation by laser in situ keratomileusis. J Cataract Refract Surg,2001,27:1288-1293.

8. Klein RJ. The pathogenesis of acute,latent and recurrent herpes simplex virus infections. Arch Virol,1982,72:143-168.

9. Herpetic Eye Disease Study Group. Predictors of recurrent herpes simplex virus keratitis. Herpetic Eye Disease Study Group. Cornea,2001,20:123-128.

10. Keijser S,Jager M,Dogterom-Ballering H,et al. Lactoferrin Glu561Asp polymorphism is associated with susceptibility to herpes simplex keratitis. Exp Eye Res,2008,86:105-109.

11. Stevens JG,Wagner EK,Devi-Rao GB,et al. RNA complementary to a herpesvirus alpha gene mRNA is prominent in latently infected neurons. Science,1987,4792:1056-1059.

12. 孙朝晖,徐少珊,危敏,等.单纯疱疹病毒 2 型潜伏感染激活模型的建立及潜伏相关转录子开放读码框架抑制后对潜伏相关转录子基因表达的影响.中华生物医学工程杂志, 2011,4:319-325.

13. Banerjee K,Deshpande S,zheng M,et al. Herptic stromal keratitis in the absence of viral antigen recognition. Cell Immunol,2002,219:108-118.

14. Kimberlin DW. Herpes simplex virus infections of the newborn. Semin Perinatol, 2007, 31: 19-25.

15. Steven FC,Dimitri A,Claes D. The Cornea:scientific foundations and clinical practice. The 4th

ed. In:Smolin and Thoft's,2003:377-379.

16. 李莹.单纯疱疹病毒性角膜炎的临床特点及诊疗思维.眼科,2012,31:157-160.

17. 谢立信,史伟云.角膜病学.北京:人民卫生出版社,2007:468-471.

18. 史伟云.重视单纯疱疹病毒性角膜炎内皮型的诊治.中华眼科杂志,2011,47:3-7.

19. Hamrah P,Cruzat A,DastjerdiM,et al. Corneal sensation and subbasal nerve alterations in patients with herpes simplex keratitis:an in vivo confocal microscopy study. Ophthalmology,2010, 117:1930-1936.

20. Pramod N,Rajendran P,Kannan K,et al. Herpes simplex keratitis in South India:clinico-virological correlation. Jpn J Ophthalmol,1999,43:303-307.

21. Li J,Ma H,Zhao Z,et al. Deep anterior lamellar keratoplasty using precut anterior lamellar cap for herpes simplex keratitis:a long-term follow-up study. Br J Ophthalmol,2014,98:448-453.

22. 韩莎莎,史伟云,李素霞,等.穿透性角膜移植术治疗单纯疱疹病毒性角膜炎后复发的危险因素.中华眼视光学与视觉科学杂志,2013,12:720-729.

23. Rumelt S,Bersudsky V,Blum-Hareuveni T,et al. Preexisting and postoperative glaucoma in repeated corneal transplantation. Cornea,2002,21:759-765.

24. Saini J,Agarwala R. Clinical pattern of recurrent herpes simplex keratitis. Indian J Ophthalmol, 1999,47:11-14.

25. Jusufbegovic D Schaal S. Quiescent herpes simplex virus keratitis reactivated after dexamethasone implant(Ozurdex). Retin Cases Brief Rep,2016 Aug 9. Epub ahead of print.

26. Shtein RM,Stahl RM,Saxe SJ,et al. Herpes simplex keratitis after intravitreal triamcinolone acetonide. Cornea,2007,26:641-642.

27. Yoon K,Im S,Park H. Recurrent herpes simplex keratitis after verteporfin photodynamic therapy for corneal neovascularization. Cornea,2010,29:465-467.

28. Wang X,Wang L,Wu N,et al. Clinical efficacy of oral ganciclovir for prophylaxis and treatment of recurrent herpes simplex keratitis. Chin Med J(Engl),2015,128(1):46-50.

29. Wu X,Chen X. Acyclovir for the treatment and prevention of recurrent infectious herpes simplex keratitis. Chin Med J,2002,115:1569-1572.

30. Garcia D,Farjo Q,Musch DC,et al. Effect of prophylactic oral acyclovir after penetrating keratoplasty for herpes simplex keratitis. Cornea,2007,26:930-934.

31. Wang X,Wang L,Wu N,et al. Clinical efficacy of oral ganciclovir for prophylaxis and treatment of recurrent herpes simplex keratitis. Chin Med J(Engl),2015,128(1):46-50.

32. Sheppard J,Wertheimer M,Scoper S. Modalities to decrease stromal herpes simplex keratitis reactivation rates. Arch Ophthalmol,2009,127:852-856.

第二节　带状疱疹病毒性角膜炎

近年来,带状疱疹病毒性角膜炎在中老年人群中的发病率呈逐年增高的趋势,尽管其发病率仍低于单纯疱疹病毒性角膜炎,然而就其对视功能的危害程度、对病人生活质量的影响以及给社会经济所带来的负担而言,仍被视为致盲性角膜病之一。

一、病 原 学

带状疱疹病毒性角膜炎是由水痘-带状疱疹病毒(varicella-zoster virus,VZV)感染所致。VZV 属疱疹病毒科的双股 DNA 病毒,具有嗜神经性,因此,原发感染后病毒极易在神经节内潜伏;在某些诱发因素的作用下,潜伏的病毒会被再次被激活,导致角膜等眼组织的炎症及损伤。

二、致 病 机 制

1. 初次感染和潜伏 VZV 初次感染多发生在儿童期,大部分患儿为隐性感染,并不产生任何临床症状,但是病毒会在体内潜伏。少数患儿则会出现皮肤水疱,即"水痘",既往未患过水痘,或未进行免疫接种的成年人,由于体内缺乏抗带状疱疹病毒抗体,也可发生病毒的初次感染,临床表现为成年人"水痘"。初次感染后,VZV 病毒会通过皮肤下组织或血循环进入神经轴突,之后沿神经纤维轴浆流逆行,进入脊髓或颅内神经的感觉神经节内,并潜伏于此。

2. 病毒激活(复发感染) 潜伏在神经节内的 VZV,正常情况下受到特异性的记忆 T 淋巴细胞的抑制,不能被激活复制,因此,多数罹患水痘(即初次感染)后的病人终身不再复发。然而,在免疫功能低下时,或有其他诱发因素作用下,部分病人体内记忆 T 淋巴细胞功能下降,病毒会被激活,且大量复制,导致感染的复发;潜伏在体内的病毒可多次被激活,导致感染的反复发作。

大量复制的病毒可导致神经节发生炎症反应,甚至引起组织坏死,产生严重的神经痛;病毒沿神经纤维到达所支配区域皮肤,并在表皮细胞内大量复制,引起组织细胞的肿胀、空泡化,进而形成水疱,即"带状疱疹"(herpes zoster)。偶尔,个别病人体内的病毒可扩散至脊髓前角细胞及运动神经根,引起肌无力,或相应区域的皮肤感觉丧失。

研究发现,在 50 岁以上的人群中,95% 以上的人体内存在抗带状疱疹病毒抗体。随着年龄的增长,细胞免疫功能逐渐下降,尤其是记忆 T 淋巴细胞逐渐衰减和功能降低,病毒复发的概率也会增加。在 80 岁以上的老年人,病毒被激活而导致感染复发的风险则更高,且复发后病人的死亡率较高。小于 50 岁的带状疱疹病人,一般均有全身疾病,如糖尿病、慢性消耗性疾病等,或人类免疫缺陷病毒(HIV)感染、长期使用免疫抑制剂,以及手术与外伤等诱发因素[1]。

3. VZV 眼部感染

(1) **感染所累及的神经分支与眼部组织**:三叉神经的第一分支眼支(眼神经)最常被 VZV 感染,其发生率在 8%~56%,VZV 感染所累及的眼神经分支及眼部组织包括:

1）**额神经**：司额部皮肤和部分头皮的感觉，在眼神经分支中，最常受累。

2）**鼻睫神经**：支配眼睑和鼻尖部皮肤、结膜、巩膜、角膜、虹膜、脉络膜，以及前、后组筛窦；鼻睫神经支配区域的皮肤疱疹，尤其是鼻尖、鼻翼或鼻翼根部的带状疱疹，常预示角膜或葡萄膜的受累（也称为 Hutchinson 征），而且该分支受到病毒感染后，发生眼部并发症的危险性会增加近一倍。

3）**泪腺神经**：该分支受累的概率比较小，病毒感染可导致泪腺炎。

（2）**VZV 感染所导致的眼部疾病谱**

- 眼睑皮肤带状疱疹，
- 角膜炎，
- 睑缘炎及结膜炎，
- 虹膜睫状体炎，
- 巩膜炎，
- 眼部神经损伤，个别病人出现眼球运动障碍、上睑下垂、视神经炎等急性视网膜坏死综合征，极为罕见[2]。

（3）**并发症**：感染程度严重，或反复发作的病人会产生多种眼部并发症，主要包括：

- 角膜溃疡、角膜白斑，
- 并发性白内障，
- 高眼压或继发性青光眼。

带状疱疹所引起的眼部严重并发症，是由于病毒感染、炎症、免疫反应、血管病变、神经炎症，以及组织瘢痕等的综合作用所致，其中血管与神经的炎性病变起最主要的作用。

三、流　行　病　学

1. **发病率**　人群中带状疱疹的发病率为 320～410/（10 万人·年），且随着年龄增长，发病率逐渐增加，65 岁以上人群的发病率比 65 岁以下人群高 5 倍以上[2]。国外文献报道，某些地区人群中有 20%～30%的人一生中曾罹患过带状疱疹，其中眼部受累的概率为 10%～20%[3]，因此，推测人群中患眼部带状疱疹的概率约为 1%，其中角膜、葡萄膜和视神经等受累的比例可高达 50%[4]。

2. **患病率**　最近的流行病学调查显示，眼带状疱疹的患病率约为 30.9/10 万人[2]，而且呈逐年增加的趋势。美国从 1980 年到 2007 年期间，带状疱疹眼部病变的患病率增加了 23%[5]。

3. **诱发因素**　主要诱发因素包括:

（1）代谢性疾病:如糖尿病等。
（2）免疫缺陷:如原发性或继发性免疫功能障碍等。
（3）长期紧张、疲劳、酗酒等。

迄今为止,我国仍缺乏以人群为基础的眼带状疱疹发病率与患病率的流行病学资料。

四、临 床 表 现

眼 VZV 感染的发病无明显的性别差异,绝大多数病人为单眼患病,很少部分病人可双眼受累[4]。

（一）初次感染

1. **症状**　初次感染导致皮肤水痘时,通常眼部无症状,或仅有轻度结膜炎,或表层巩膜炎的症状,主要包括眼红,轻度眼异物感、疼痛。一般情况下,初次感染的病程很短暂,且眼部症状轻微,常被全身症状所掩盖,易被患者和医生忽略。

2. **体征**

（1）**角膜体征**:个别病人会伴有角膜病变,其表现有多种形式,如丝状角膜炎、微小树枝状角膜炎、钱币状角膜炎及盘状角膜炎等[3]。

（2）**结膜体征**:主要为轻度结膜充血,结膜滤泡形成,少数成年人发生水痘时,眼部可表现为滤泡性结膜炎(图 4-2-1)。

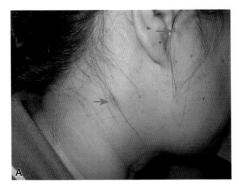
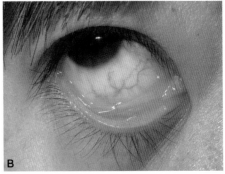

图 4-2-1　青年女性,32 岁,发热后出现皮肤水痘(图 A 箭头所示红色)和滤泡性结膜炎(图 B)

（二）复发性感染

眼带状疱疹是潜伏在三叉神经节内的 VZV 再次被激活后,引起的眼部组织炎性病变。病变除累及眼睑皮肤、结膜、角膜及巩膜外,还可引起疼痛和眼外肌功能障碍、眼外肌麻痹及眼球运动障碍[3]、葡萄膜炎,以及继发性青光眼等[5]。

1. 皮肤病变

（1）**前驱期**:可伴有发热、寒战、倦怠及食欲减退等全身表现。

（2）**皮肤病损期**:单侧皮肤病损为本病的特点,皮肤疱疹不越过鼻中线,呈带状分布;由于三叉神经第一支(眼支)最容易受累,因此额部、上睑皮肤带状疱疹最为常见(图 4-2-2)。在免疫功能正常的成年人,通常皮肤病变会在 2 周内愈合,偶尔也会延迟到 4~6 周。

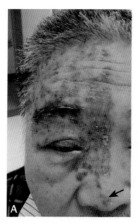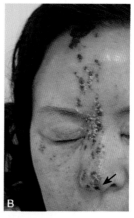

图 4-2-2　眼带状疱疹病人

A:病例 1,右侧头额面部皮肤带状疱疹,沿三叉神经分布,不越过鼻中线,Hutchinson 征阳性(箭头所示)。B:病例 2,右侧头额面部皮肤带状疱疹,Hutchinson 征阳性(箭头所示)疱疹累及鼻尖。

在皮肤病损的初期,病变区域皮肤灼热、感觉过敏和剧烈疼痛,并可伴随眼睑和眶周皮肤水肿,严重者可导致上睑下垂;病情进一步发展,出现皮肤潮红、肿胀、簇生粟状丘疹,48~72 小时后皮肤红斑丘疹迅速转变为疱疹。

皮肤疱疹持续 3~5 天后,50%~69% 的病人会出现睑缘疱疹。疱液起初为透明,随后变为浑浊,或继发感染变为脓疱,但是水疱与水疱之间皮肤仍然正常。同时可伴有同侧局部淋巴结肿大。

皮肤病损发生 7~10 天后,水疱开始结痂,2 周后结痂脱落,由于疱疹多累及到真皮层,故愈合后皮肤常遗留永久性瘢痕及色素沉着(图 4-2-3)。

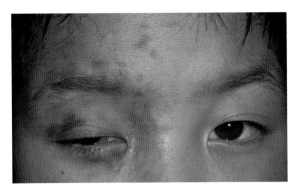

图 4-2-3 眼带状疱疹病人,右侧眼睑额部带状疱疹 2 年后遗留皮肤瘢痕及色素沉着。

在皮肤病损的恢复期,由于眼睑和睑缘瘢痕形成,因此可导致倒睫、睑内翻、睑外翻、双行睫、上睑下垂和眼睑畸形、泪小点狭窄或闭锁,以及皮肤色素脱失等并发症;少数病人的额部、头皮和眼睑皮肤知觉减退,或产生持续数月到数年不等的神经性疼痛。

2. **结膜炎** 可与皮肤疱疹或角膜病变同时发生,也可单独发生。主要表现为结膜充血、水肿,结膜滤泡形成或/和乳头增生(图 4-2-4),结膜囊粘脓性分泌物;少数病人会有结膜假膜形成[9],个别病人的睑结膜或球结膜可出现水疱或结膜溃疡,但一般程度较轻;结膜炎消退后,极少数病人会遗留睑球粘连及结膜瘢痕。

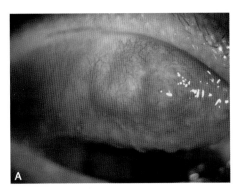 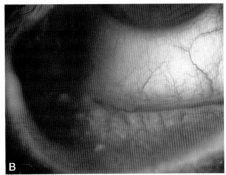

图 4-2-4 眼带状疱疹病人
A. 上睑结膜滤泡形成及结节样病灶;B. 下睑结膜充血,结膜滤泡形成。

3. **角膜病变** 当病毒侵犯到鼻睫神经时,常引起角膜炎。病人通常先在鼻翼、内眦部皮肤、睑缘皮肤和结膜出现疱疹,之后才出现角膜病变。角膜病变的表现可多种多样,详见表 4-2-1。

— 71 —

表 4-2-1　带状疱疹病毒性角膜病变一览

病变类型	发生比例	发作时间
点状角膜上皮炎	50%	2 天
假树枝性角膜炎	50%	4~6 天
角膜前基质炎	40%	10 天
角膜葡萄膜炎/内皮炎	34%	7 天
匐行性角膜溃疡	7%	1 个月
角膜巩膜炎	1%	1 个月
角膜黏液斑	13%	2~3 个月
盘状角膜炎	10%	3~4 个月
神经营养性角膜病变	25%	2 个月
暴露性角膜炎	11%	2~3 个月
角膜基质炎/角膜脂质变性	15%	1~2 年
持续性角膜水肿	5%	1~2 年

（1）**感染性角膜上皮炎**：多出现在带状疱疹感染的急性期，病变主要集中在上皮层，可表现为点状、假树枝状、线状上皮病灶，炎症可为一过性或呈持续性。病灶多呈灰白色（图 4-2-5），角膜荧光素钠染色阳性。

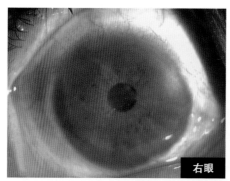
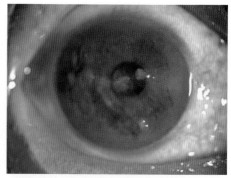

图 4-2-5　眼带状疱疹病人，角膜上皮炎

图 4-2-6　眼带状疱疹病人，角膜上皮黏液斑

　少数病人的角膜上皮炎可发生在皮肤带状疱疹感染后数周，甚至数月[6]，个别病人可在皮肤病损愈合后，或带状疱疹皮肤改变出现之前，出现假树枝状角膜炎[7,8]，同时血清抗病毒抗体 IgG 滴度的明显升高，也被称为无疱型眼带状疱疹感染。

（2）**黏液斑性角膜炎**：为一种少见的慢性角膜上皮炎，通常在复发后数月至2年内首次出现，其特征性表现为角膜表面出现上皮黏液斑形成（图4-2-6），其大小不一，形状也不规则，且时常变化。黏液斑和角膜表面粘连并不紧密，清除黏液斑后，其下方的角膜上皮一般无明显病变。

黏液斑性角膜炎的形成机制仍不明确[9]，其常与其他眼部病变伴发，如边缘性角膜炎、角膜基质炎、神经营养性角膜炎、前葡萄膜炎、眼压升高和白内障等。

（3）**角膜基质炎**：角膜上皮炎可发展成为角膜基质炎（图4-2-7），此时，常伴有角膜新生血管形成、角膜脂质变性、角膜变薄、角膜不规则散光等，个别迁延性角膜溃疡会出现角膜穿孔。

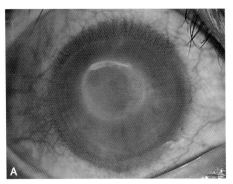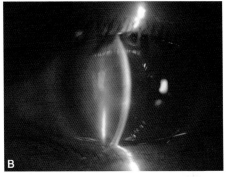

图4-2-7　眼带状疱疹病人

A：角膜中央盘状水肿；B：角膜基质水肿及后弹力层轻度皱褶，KP＋，前房闪辉和浮游细胞阳性。

部分病人的角膜基质炎可表现为盘状，或周边部深层角膜基质炎（图4-2-8），常伴有前部葡萄膜炎及眼压升高等。炎症消退后可遗留角膜瘢痕（图4-2-9）。

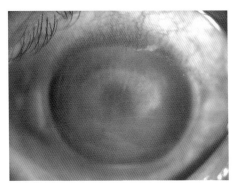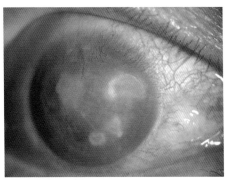

图4-2-8　眼带状疱疹病人，角膜深层基质炎　　**图4-2-9　眼带状疱疹病人，角膜基质瘢痕及血管翳形成**

（4）**角膜内皮炎**：角膜内皮炎（图4-2-10）常反复发作，并可伴有前葡萄膜炎、继发眼压高或青光眼，长期反复发作可导致角膜内皮的丢失，内皮丢失率可高达20%以上[10]，严重者出现角膜内皮细胞功能失代偿。

（5）**神经营养性角膜病变**：约50%的眼带状疱疹的病人可发生神经营养性角膜病变，其可逐渐形成，也可在短期内发生，在老年病人中发生的比例较高[4]。

临床上主要表现为角膜知觉下降、泪液分泌减少、弥漫性角膜上皮病变、持续性角膜上皮缺损，以及迁延性角膜溃疡；多数病人会出现症状与体征分离的现象。角膜激光共聚焦显微镜检查，可见角膜上皮下神经纤维明显减少，甚至消失。

（6）**暴露性角膜炎**：眼睑疱疹，尤其是睑缘疱疹，可导致皮肤瘢痕而引起眼睑闭合不全，眼轮匝肌受累也会加重闭合不全，从而导致暴露性角膜炎（图4-2-11）。病人常出现眼部刺痛、流泪、异物感和烧灼感等症状，角膜炎症及溃疡常迁延不愈[9]。

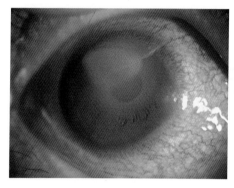 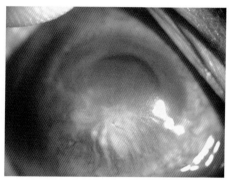

图4-2-10 眼带状疱疹病人，角膜内皮炎，盘状水肿浸润　　图4-2-11 眼带状疱疹病人，下部角膜发生暴露性角膜炎

（7）**边缘性角膜溃疡**：个别病人会出现边缘性角膜溃疡（图4-2-12），可能与眼睑闭合不全或角膜神经营养障碍有关，也可同时伴有前房炎症和角膜基质炎[9]（图4-2-13）。

4. 巩膜炎　多表现为表层巩膜炎（图4-2-14A），少数病人会发生前巩膜炎（图4-2-14B），个别病人会有伴后巩膜炎，且迁延不愈，此时病人常出现严重眼痛、眼眶与头痛。巩膜炎也可累及角膜缘和角膜，表现为角膜缘炎和角膜巩膜炎。巩膜炎症消退后，可出现巩膜萎缩变薄、或巩膜葡萄肿。

5. 葡萄膜炎　葡萄膜炎可伴随角膜或巩膜炎一同出现，也可单独发生。临床上以前葡萄膜炎较为常见，多伴羊脂状KP、虹膜Koeppe结节、房水闪光和浮游细胞，且炎症容易反复；严重的病人可出现前房积血（图4-2-15）。持续的炎症可导致虹膜后粘连，局部血管闭塞可导致虹膜局限性萎缩（图4-2-16）。

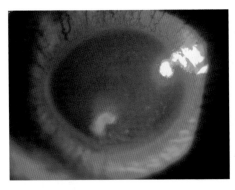

图 4-2-12　眼带状疱疹病人,发生边缘性角膜溃疡。

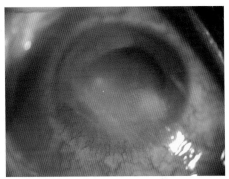

图 4-2-13　眼带状疱疹病人,边缘性角膜炎伴有角膜基质炎。

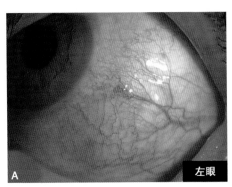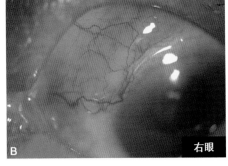

图 4-2-14　眼带状疱疹病人
A:病例 1 表现为前部弥散性表层巩膜炎;B:病例 2 表现为前部结节性巩膜炎。

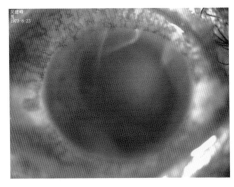

图 4-2-15　眼带状疱疹病人,前葡萄膜炎和前房积血。

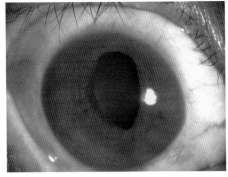

图 4-2-16　眼带状疱疹病人,出现虹膜萎缩,瞳孔变形。

6. **其他眼部病变**

1) **继发性青光眼与并发白内障**：继发性青光眼及并发性白内障是眼 VZV 常见的并发症。前部葡萄膜炎及小梁网的炎症均可导致轻度的眼压升高，炎症控制后多数眼压可恢复正常。但是，少数患者会发生持续的眼压升高，甚至发展为继发性青光眼。病毒感染，或眼内炎症均可干扰晶状体代谢，导致白内障的发生。

2) **眼底改变**：较为少见，偶有伴发视网膜血管炎、急性坏死性视网膜炎和球后视神经炎的病例报道[3]，严重病人可导致视神经萎缩，永久性视力损伤。临床早期表现为视力低下或中心视野缺损，视盘水肿，后期出现视神经萎缩。对于免疫缺陷的患者，眼部 VZV 病毒有可能通过视神经进入颅内导致脑膜炎等[11]。

3) **斜视和复视**：**VZV** 可导致动眼神经、外展神经及滑车神经的麻痹，出现眼球运动障碍，多发生在病毒感染的急性期，可为一过性，也可持续数月[4]。眼外肌的受累有可能与眶尖部血管炎症和颅内神经节受累有关。

4) **眼部持续性神经痛**：部分病人眼部病变消退后，神经性痛仍不缓解，并可持续很长时间，会严重影响病人的生活质量。

7. **儿童带状疱疹** 虽然儿童带状疱疹（图 4-2-17）比较少见，但是，由于儿童的免疫功能相对脆弱，所以病变的程度往往较成人严重，且易反复发作导致视功能障碍。

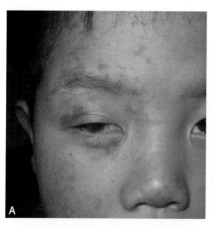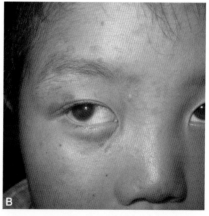

图 4-2-17 儿童眼带状疱疹，男性，6 岁，上感后额部及右眼睑皮肤疱疹 5 天就诊，全身检查未见异常。
A:治疗前，右额部、眼睑及鼻背部皮肤疱疹遗留的瘢痕及色素沉积，上睑轻度下垂，角膜上皮及浅基质浸润浑浊，前房无炎症，眼压正常；B:全身及局部抗病毒药物治疗 1 个月后，右眼充血消失，上睑下垂现象消失，皮肤色素变淡，角膜云翳形成。

在 5 岁以下的人群中，带状疱疹的发病率约为每年 0.2/1 000，但是，在 15 岁~19 岁之间的青少年中，其发病率可增加到每年 0.6/1 000；在患有恶性肿瘤等免疫功能低下的患儿中，其发病率可增高 122 倍。母亲孕期感染水痘以及水痘疫苗接种诱发病毒复发,是儿童罹患带状疱疹的主要危险因素,1 岁以内患过水痘的儿童,在儿童期罹患带状疱疹的相对危险度为 2.8~20.9[12]。

五、眼带状疱疹的诊断与鉴别诊断

(一) 诊断

1. **临床诊断**　眼带状疱疹的临床诊断主要是依靠病史和临床表现。根据急性期或近期有眼睑及其周围皮肤带状疱疹,或带状疱疹导致的皮肤瘢痕,以及角膜体征,临床诊断并不困难。

临床诊断中应注意以下几点:

(1) 角膜知觉检查,特别注意角膜病变区和非病变区知觉改变的差异。必要时,可利用角膜激光共聚焦显微镜检查角膜神经。

(2) 泪膜稳定性和泪液分泌的检查。

(3) 角膜荧光染色检查,确定角膜上皮是否完整。

(4) 常规检测眼压,及时发现高眼压。

(5) 仔细观察是否伴有前部葡萄膜炎及前巩膜炎

必要时,进行前节 OCT、UBM 及眼 B 超等辅助检查。

2. **病原学诊断**　病原学诊断依靠实验室检查,其方法主要包括:

(1) VZV 抗原或抗体的检查:刮取角膜病灶区上皮,利用免疫荧光或免疫化学染色法,进行 VZV 抗体或抗原检查[6,13],适用于角膜上皮性病变及有角膜溃疡形成的病人。

(2) 泪液病毒 DNA 检测:利用滤纸吸取泪液,进行 PCR 扩增后直接检测病毒 DNA[8],适用于角膜基质炎,且上皮完整的病人。

(3) 角膜组织病毒 DNA 检测:对角膜移植取下的角膜材料进行病毒 DNA 的 PCR 检查[14],尤其对反复发作的病人,建议术后进行病毒 DNA 检测。

(4) 房水病毒 DNA 检测:前房水内 VZV-DNA 的检测,适用于有角膜内皮炎或前葡萄膜炎的病人。

(二) 鉴别诊断

与单纯疱疹病毒性角膜炎主要鉴别点:

- 眼带状疱疹常伴有皮肤疱疹,HSK 不伴有按神经分布区域的皮肤病损。
- 眼带状疱疹病人的皮肤疱疹消退后,会遗留皮肤瘢痕,HSV 皮肤疱疹一般不留瘢痕。
- 眼带状疱疹形成假树枝状角膜溃疡,HSK 的树枝状角膜溃疡的末梢膨大,溃疡边缘区荧光素有浸染等。

六、治　疗

（一）皮肤病变的治疗

1. **治疗原则**　给予足量抗病毒药,尽快抑制病毒的复制;及时处理并发症;同时给予对症处理,减少病人疼痛;根据需要联合全身糖皮质激素治疗。

2. **一般治疗**　嘱咐病人休息、避光、镇静。良好的休息和镇静能够促进病灶的愈合和提高机体免疫力;避光不仅能够减轻患者的眼部刺激症状,还可减轻皮肤病灶色素的沉着。

3. **眼睑皮肤疱疹的处理**　局部涂抹 0.15% 更昔洛韦眼用凝胶,每日 2～3 次,怀疑继发性感染的病人,可加用抗生素眼膏,如妥布霉素眼膏,或加替沙星眼用凝胶,每日 2～3 次,待皮肤疱疹完全消退后停用。

4. **全身药物治疗**

（1）**抗病毒药物治疗**:应在皮肤皮损出现的 72 小时内开始治疗,剂量可参照表 4-2-2 调整[4]。

表 4-2-2　眼带状疱疹全身抗病毒药物应用一览

药物	给药途径/剂量及疗程
阿昔洛韦	儿童(免疫正常者) • 3月龄～12岁儿童,静脉给药:30mg/(kg·d),分3次,连续7～10天 • >12岁儿童,可口服或静脉:30mg/(kg·d),分3次,连续7～10天 儿童(免疫缺陷患者) • 3月龄～12岁儿童,静脉给药:60mg/(kg·d),分3次,连续7～10天 • >12岁儿童,可口服:60mg/(kg·d),分3次,连续7～10天
阿昔洛韦 更昔洛韦	成人,口服800mg,每日5次,连续7～10天 成人,口服500～1 000mg,每日3次,连续7～10天
泛昔洛韦	成人,口服250mg,每日3次,连续7天
伐昔洛韦	成人,口服1 000mg,每日3次,连续7天
溴夫定	<12岁儿童,口服15 mg/(kg·d),分3次,连续5天 >12岁儿童,口服125mg,每日4次,严重者7～10天

【注意点】对于儿童带状疱疹,建议请儿科会诊,以确定全身抗病毒药物的剂量与疗程。

（2）**糖皮质激素治疗**:是否给予带状疱疹病人全身糖皮质激素治疗,仍存在一定的争议,相关专家共识认为:

- 在带状疱疹急性发作早期,全身应用糖皮质激素,并逐步递减可以抑制炎症过程,缩短急性疼痛的持续时间和皮损愈合时间,推荐剂量:口服泼尼松,初始量30~40mg/d,逐渐减量,疗程1~2周。
- 年龄大于50岁、出现大面积皮疹及重度疼痛、累及头面部的带状疱疹、疱疹性脑膜炎,以及内脏播散性带状疱疹者,可全身使用糖皮质激素治疗。
- 高血压、糖尿病、消化性溃疡及骨质疏松的病人谨慎使用。
- 禁用于免疫抑制或有糖皮质激素禁忌证者。

注:具体治疗方案及剂量请参见有关专家共识:

（3）**对症治疗药物**:全身可给予镇静和止痛药物,如口服卡马西平0.1g,2~3次/d。

（二）结膜炎的治疗

1. **抗病毒治疗**　0.1%阿昔洛韦滴眼液,或0.1%更昔洛韦滴眼液,或0.15%更昔洛韦眼用凝胶,每日3~4次,连续1~2周,炎症减轻后减量,每日1~2次,待炎症消退后可停用。

2. **抗生素治疗**　对于结膜炎分泌物较多,或出现脓性分泌物的病人,可同时给予抗生素滴眼液,如0.3%加替沙星眼用凝胶、0.3%左氧氟沙星滴眼液或0.5%左氧氟沙星滴眼液,每日3~4次。

3. **糖皮质激素治疗**　当结膜炎症反应严重,且角膜上皮完整时,可局部给予低浓度激素治疗[9],如0.1%氟米龙滴眼液,每日2~3次,炎症减轻后减量至每日1~2次,待炎症消退后停用。

（三）角膜炎的治疗

以抗病毒药物治疗为主,辅助对症治疗,并积极预防并发症[15]。

1. **感染性角膜上皮炎的治疗**

（1）**抗病毒药物治疗**:除全身抗病毒药物外,眼局部需应用抗病毒药物治疗,如0.1%阿昔洛韦滴眼液、0.1%更昔洛韦滴眼液或0.15%更昔洛韦眼用凝胶,每日4~6次,连续1~2周,炎症减轻后减量,改为每日2~3次,待炎症消退后可停用。

【注意点】对于严重的角膜上皮病变的病人,眼局部抗病毒药物的疗程应适当延长(图4-2-18和图4-2-19)。

（2）**促进角膜上皮修复的药物治疗**:一般选用不含防腐剂的人工泪液,如0.1%玻璃酸钠滴眼液,每日3~4次,或小牛血去蛋白提取物眼用凝胶,每日3~4次。对于迁延不愈的角膜上皮病变,或发生神经营养性角膜病变的病人,可使用20%~40%自体血清,每日3~4次,促进上皮的愈合。

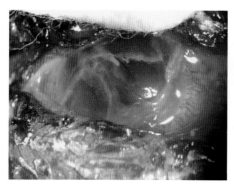

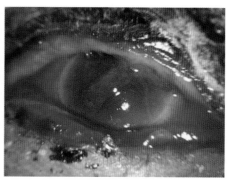

图 4-2-18　出血性坏死性带状疱疹,角膜炎治疗前,眼睑皮肤破溃结痂,结膜充血,角膜上皮片状剥脱。

图 4-2-19　同一病人,治疗 2 周后角膜及结膜炎症得到一定控制。

（3）**局部糖皮质激素治疗**:需待角膜上皮缺损愈合后再考虑使用,角膜炎症消退后应及时停用。

（4）**散瞳**:根据前房炎症反应的情况,酌情使用睫状肌麻痹剂或散瞳剂,如 1%阿托品眼膏,每日 1 次,或复方托品卡胺滴眼液,每日 1~2 次。

2. 角膜基质炎、内皮炎及巩膜炎的治疗

（1）**抗病毒药物治疗**:一般需要全身及局部应用抗病毒药物,方法及剂量同上。

（2）**局部糖皮质激素药物治疗**:在角膜上皮完整时,应在足量抗病毒药物治疗的前提下,及时给予局部应用糖皮质激素,一般选用 1%泼尼松龙滴眼液,每日 4~6 次,晚间用妥布霉素地塞米松眼膏,连续 1~2 周后,根据炎症控制程度逐渐减少滴眼次数,待炎症消退后,改为每日 1~2 次,再滴用 1~2 周后停用,以减少复发(图 4-2-20)。

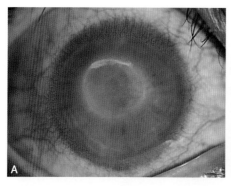

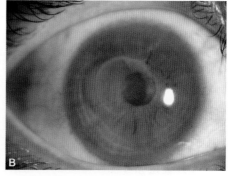

图 4-2-20　带状疱疹病毒性角膜炎治疗效果

A:治疗前角膜基质浸润,盘状水肿浑浊;B:治疗后角膜浸润及水肿消退,残留角膜云翳,角膜厚度轻度变薄,视力 0.5,眼压正常。

（3）**免疫抑制剂治疗**：对于有糖皮质激素禁忌证的病人，可给予免疫抑制剂，如1%环孢霉素A滴眼液每日3~4次，或0.1%他克莫司滴眼液，每日2~3次，待炎症消退后，改为每日1~2次，再滴用1~2周后停用，以减少复发。

（4）**散瞳及睫状肌麻痹剂**：对于角膜基质炎及内皮炎的病人，应常规给予散瞳，减轻炎症，防止瞳孔粘连，如1%阿托品眼膏，每日1次，或复方托品卡胺滴眼液，每日1~2次。

（四）高眼压和继发性青光眼的治疗

局部糖皮质激素联合降眼压药物（包括β受体阻滞剂、α受体激动剂、碳酸酐酶抑制剂均可用于控制眼压）治疗，通常可以有效控制眼压。对于药物难以控制的眼压升高，或继发性青光眼可选择手术治疗。

【注意点】一般情况下，VZV巩膜炎病人的局部抗病毒药物及糖皮质激素药物的治疗疗程要长于角膜炎的治疗疗程；VZV前葡萄膜炎的具体治疗方案请参考本书第七章；伴有前房炎症的高眼压病人，应避免局部使用前列腺素衍生物类降眼压药物，以防加重炎症反应。

七、预后与预防

1. **预后**　经过治疗后，大多数病人的病情可完全静止，除了上睑下垂、白内障、角膜白斑等影响视功能的并发症外，部分病人会遗留长期难以治愈的眼部神经疼痛。此外，由于带状疱疹常会引起动脉血管炎，且炎症可向颅内血管或心脏血管蔓延，从而导致脑卒中和突发心梗，尤其在头面部带状疱疹病人，因此，临床对此应特别加以注意[1]。

2. **预防**　眼带状疱疹皮肤病变复发的概率较小，但是角膜、结膜、巩膜及虹膜炎症复发的概率较高，因此，对于易复发病人，做好预防十分重要。

（1）积极治疗基础疾病：对于老年病人或免疫功能低下的病人，应积极治疗基础性疾病，提高病人自身的免疫力，是预防眼带状疱疹复发的关键之一。

（2）病毒疫苗：VZV疫苗可使老年人带状疱疹的发生率显著下降[16]。该疫苗分为水痘疫苗（1995年上市）和带状疱疹疫苗（2006年上市）两种[1]。

1）水痘疫苗：适用于1岁以上未患过水痘的人群，并推荐至少3个月后加强免疫接种一次。

2）带状疱疹病毒疫苗：适用于50岁以上的人群，疫苗可减少老年人带状疱疹和带状疱疹病毒性角膜炎的发生[3]。疫苗接种时应注意：

①两种疫苗均含为减毒的病毒，其副作用除了注射部位的红肿、出血和过敏反应外，疫苗本身也可能会导致个别被接种者发生病毒性角膜炎，此类角膜炎多在疫苗注射后数周内发生（儿童平均14天，成人平均23.8天）[17,18]。

②曾患有带状疱疹病毒性角膜炎的病人,也可能在注射疫苗后的短期内出现病毒感染复发,甚至导致角膜穿孔[19]。

③通常疫苗引起的角膜炎为单侧发病,病情相对较轻,并具有自限性,可于数周内趋于稳定。局部抗病毒药物与糖皮质激素,或联合口服抗病毒药物治疗可有效控制病情[20]。

(刘小伟　孙旭光)

参 考 文 献

1. Johnson RW, Alvarez-Pasquin MJ, Bijl M, et al. Herpes zoster epidemiology, management, and disease and economic burden in Europe: a multidisciplinary perspective. Therapeutic advances in vaccines, 2015, 3(4): 109-120.

2. Borkar DS, Tham VM, Esterberg E, et al. Incidence of herpes zoster ophthalmicus: results from the Pacific Ocular Inflammation Study. Ophthalmology, 2013, 120(3): 451-456.

3. Liesegang TJ. Herpes zoster ophthalmicus natural history, risk factors, clinical presentation, and morbidity. Ophthalmology, 2008, 115(2 Suppl): S3-12.

4. Kahloun R, Attia S, Jelliti B, et al. Ocular involvement and visual outcome of herpes zoster ophthalmicus: review of 45 patients from Tunisia, North Africa. Journal of ophthalmic inflammation and infection, 2014, 4: 25.

5. Yawn BP, Wollan PC, St Sauver JL, et al. Herpes zoster eye complications: rates and trends. Mayo Clinic proceedings, 2013, 88(6): 562-570.

6. Uchida Y, Kaneko M, Hayashi K. Varicella dendritic keratitis. American journal of ophthalmology, 1980, 89(2): 259-262.

7. Hu AY, Strauss EC, Holland GN, et al. Late varicella-zoster virus dendriform keratitis in patients with histories of herpes zoster ophthalmicus. American journal of ophthalmology, 2010, 149(2): 214-220 e213.

8. Miyakoshi A, Takemoto M, Shiraki K, et al. Varicella-zoster virus keratitis with asymptomatic conjunctival viral shedding in the contralateral eye. Case reports in ophthalmology, 2012, 3(3): 343-348.

9. Kaufman SC. Anterior segment complications of herpes zoster ophthalmicus. Ophthalmology, 2008, 115(2 Suppl): S24-32.

10. Reijo A, Antti V, Jukka M. Endothelial cell loss in herpes zoster keratouveitis. The British journal of ophthalmology, 1983, 67(11): 751-754.

11. Rostad SW, Olson K, McDougall J, et al. Transsynaptic spread of varicella zoster virus through the visual system: a mechanism of viral dissemination in the central nervous system. Human pathology, 1989, 20(2): 174-179.

12. Ellis P, Winograd L. Ocular Vaccinia. Archives of ophthalmology(Chicago, Ill: 1960), 1962, 68: 600-609.

13. Uchida Y. [Viral diseases of the outer eye--rapid diagnosis by immunohistochemistry. Nippon

GankaGakkai zasshi,1990,94(10):889-902.

14. Kaneko H,Higaki S,Fukuda M,et al. The quantitative detection of herpes simplex virus,varicella zoster virus,and cytomegalovirus DNAs in recipient corneal buttons. Cornea,2010,29(12):1436-1439.

15. 张嘉声.更昔洛韦眼用凝胶与更昔洛韦滴眼液治疗带状疱疹角膜炎的疗效比较.国际眼科杂志,2011(02):309-310.

16. Oxman MN,Levin MJ,Johnson GR, et al. A vaccine to prevent herpes zoster and postherpetic neuralgia in older adults. The New England journal of medicine,2005,352(22):2271-2284.

17. Krall P,Kubal A. Herpes zoster stromal keratitis after varicella vaccine booster in a pediatric patient. Cornea,2014,33(9):988-989.

18. Naseri A,Good WV,Cunningham ET,Jr. Herpes zoster virus sclerokeratitis and anterior uveitis in a child following varicella vaccination. American journal of ophthalmology,2003,135(3):415-417.

19. Jastrzebski A,Brownstein S,Ziai S,et al. Reactivation of Herpes Zoster Keratitis With Corneal Perforation After Zoster Vaccination. Cornea,2017,36(6):740-742.

20. Grillo AP,Fraunfelder FW. Keratitis in association with herpes zoster and varicella vaccines. Drugs of today(Barcelona,Spain:1998),2017,53(7):393-397.

第三节　EB病毒性角膜炎

EB病毒(Epstein-Barr virus,EBV),是普遍存在的人类疱疹病毒,由Epstein和Barr于1964年首次报道,并以两人的名字命名[1]。在相关性全身疾病的研究中发现,EBV是传染性单核细胞增多症的病因,而且该病毒可能与多种肿瘤的发生密切相关,如Burkitt淋巴瘤、霍奇金病、鼻咽癌以及NK/T淋巴瘤等。

近年来的研究发现,EBV感染还与多种眼部疾病有关,如帕里诺眼-腺综合征、结膜炎、角膜炎、干眼、虹膜炎、脉络膜炎、视网膜炎、视乳头炎以及眼肌麻痹等[2-4]。虽然通过EBV特异性的血清学检查可以发现既往或近期有过EBV感染,但是由于缺乏动物模型和明确的治疗结果验证,在多数情况下,很难确认EBV感染与临床疾病的直接关联性,因此,临床上明确诊断EBV角膜炎病例较为少见,文献中也仅见个案报道[5]。

一、病　　因

EB病毒又称人类疱疹病毒4型(human herpes virus 4),属疱疹病毒科γ亚科,为双链DNA病毒,直径大小在180~200nm之间,其基因组可以编码80余个蛋白。虽然EBV广泛存在于自然界,但是感染的对象仅限于人类和某些灵长类动物,且致病性也较弱。

EBV 的传染源是病毒携带者和患病的病人,其主要通过经口密切接触传播,少数病人可经飞沫或经输血被传染。人群对 EBV 普遍易感,初次感染多发生在幼儿期,常无明显症状。3~5 岁儿童的 EBV 感染率可达50%~85%,成人则普遍感染,其血清中特异性抗体的阳性率可达 90% 以上[6]。在我国,人群被 EBV 感染的年龄较早,且感染率没有地域差别[7]。

二、病 理 机 制

EBV 是嗜 B 淋巴细胞的人类疱疹病毒,主要感染鼻咽部上皮细胞和 B 淋巴细胞。EBV 先在鼻及口咽部上皮细胞内增生,然后感染局部淋巴组织内的 B 淋巴细胞,并随之进入血液循环,造成全身感染。在 B 细胞中,EBV 以增生性和非增生性两种感染形式存在,前者主要与肿瘤发生相关,后者与病毒潜伏和细胞恶性转化有关。机体一旦感染 EBV,病毒会长期潜伏在 B 淋巴细胞中,成为终身病毒携带者[8]。

EBV 致病机制尚不完全清楚。研究发现人类 B 淋巴细胞和鼻咽部上皮细胞的细胞膜表面存在 EBV 受体,病毒与之相结合后进入细胞内,之后病毒核酸会整合到宿主的 DNA 中,借此在细胞内潜伏,或导致细胞永生化及恶变。近年来的研究表明,EBV 不仅能感染 B 淋巴细胞,还能感染 T 和/或 NK 细胞,并使其产生大量的细胞因子。Park 等在体外实验中发现,EBV 感染人类角膜上皮细胞后,可以通过 Syk/Src 和 Akt/Erk 信号通路,导致上皮细胞向间充质细胞及成纤维细胞转化[9]。

病毒感染可触发机体体液免疫和细胞免疫反应,前者主要产生 EBV 特异性抗体和嗜异抗体(以 IgM 为主),后者包括 T 淋巴细胞对感染的 B 淋巴细胞过度增生的抑制作用和自然杀伤细胞(natural killer cell,NK)对病毒抗原及病毒蛋白的识别。

三、临 床 表 现

1. **婴幼儿期感染**　婴幼儿原发性 EBV 感染后,一般无明显临床表现,病人处于亚临床状态,其原因可能与婴幼儿细胞免疫功能尚未发育健全有关。

Palay 等报道过一例 21 个月幼儿 EB 病毒性角膜炎的病例,主要表现为双眼畏光流泪、结膜充血水肿、多形性的角膜基质全层白色混浊,并伴有 360°周边角膜新生血管形成,疾病早期的血清学检查发现,EBV 抗体呈阳性,且抗体滴度明显增高,在除外了梅毒、结核、单纯疱疹病毒和带状疱疹病毒感染后,患儿被诊断为 EBV 角膜炎[10]。

2. **儿童与青少年期感染**　儿童与青少年感染 EBV 多为原发性感染,常表现为传染性单核细胞增多症(infectious mononucleosis,IM),为一种原发性 EBV 感染导致的急性,或亚急性自限性疾病。在我国,其发病高峰年龄在 4~6 岁,发达国家则多见于青少年和成人,这种差异可能与生活习惯、人口密度和卫生状态有关[11]。

(1)**全身临床表现**:传染性单核细胞增多症的临床特征性表现为发热、扁桃体炎和颈部淋巴结肿大三联征,常伴有外周血异形淋巴细胞增多等。

(2)**眼部临床表现**:当 IM 累及眼部时可表现为:

- 畏光、流泪、眼痛伴视物模糊。
- 眼睑水肿,发生率为 16.7%~50%[12,13],结膜充血、结膜滤泡形成。
- 角膜病变少见,可表现为点状浅层角膜上皮病变、树枝状角膜上皮病变、角膜基质炎及角膜新生血管形成等。

3. **成人期感染**

(1)**眼部临床表现**:成人 EBV 角膜炎较为少见,可伴有或不伴有发热、肝脾肿大、淋巴结肿大等全身症状[14]。张爱雪等对 80 例临床诊断为病毒性角膜炎(上皮感染性和基质溃疡)病人的泪液及角膜上皮细胞进行病毒 DNA 测定结果发现,有 2 例(占 2.5%)病人为 EB 病毒 DNA 阳性,同时 HSV 和 VZV 均阴性,两例病人均为女性成年人,临床表现角膜为基质溃疡[5]。

1)症状:主要症状为畏光、流泪、视物模糊等。

2)体征:角膜体征多种多样(图 4-3-1~图 4-3-4),并无特异性,主要表现包括:

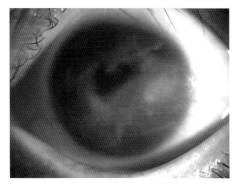

图 4-3-1　EBV 角膜炎,表现为大片角膜上皮病变,以及灶性角膜基质浸润。

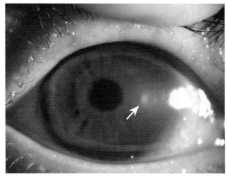

图 4-3-2　EBV 角膜基质炎,角膜基质类圆形浸润(箭头所示)。

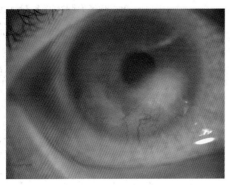

图4-3-3　EBV角膜基质炎伴角膜新生血管形成。

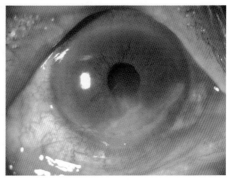

图4-3-4　EBV角膜边缘溃疡形成，局部组织坏死。

- 角膜上皮点状病变。
- 角膜基质炎。
- 角膜新生血管形成。
- 角膜局限性坏死等。

Matoba等总结了7例EBV角膜炎病人的临床表现，结果发现EBV角膜炎多表现为角膜基质炎，病灶呈边界清晰、多灶性、多形性，或环形角膜前基质混浊，个别病人表现为角膜点状上皮下浸润，类似腺病毒导致的流行性角结膜炎[15]。另外，张爱雪等的临床研究发现，EBV角膜炎较HSK更容易复发[5]。

除导致角膜炎外，EBV还可引起成人滤泡性结膜炎和前葡萄膜炎。

（2）**全身临床表现**：EBV急性期感染的典型表现为发热、咽痛、淋巴结肿大及肝脾肿大等。主要特征包括：

- 发热：持续约1周，重者2周或以上。
- 咽炎：咽喉部可有渗出物，部分病例会合并链球菌感染。
- 淋巴结肿大：可累及全身各部位，以颈部淋巴结肿大最常见。
- 肝脾肿大：持续2~3周[11]。

四、诊　断

1. **临床诊断**　由于EBV角膜炎在临床上较为少见，因此，仅根据临床表现作出临床诊断比较困难，往往需要结合全身病史、血清抗EBV特异性抗体等检查，并在除外其他常见病毒感染后，临床方可考虑诊断此病。

【诊断注意点】在以往报道的EBV角膜炎病例中，大多数病人同时会伴有单核细胞增多症,此症的存在有助于眼科医生作出眼部 EBV 感染的判断;但也有个别病例并无全身表现,此时需要进行相关实验室检查,以明确病因诊断。

2. **病因诊断** 病因诊断主要依据以下实验室检查:

(1) **血常规**:EBV 感染急性期常伴有外周血白细胞计数增高,单核细胞增多,并可见异形淋巴细胞。

(2) **EBV 特异性抗体检测**:主要特异性抗体包括:

- 抗衣壳抗原(viral capsid antigen,VCA)抗体:VCA-IgM 是急性期 EBV 感染的标志,但其出现后可持续多年,甚至终生,因此不能区别新近与既往感染;低亲和力 VCA-IgG 提示急性期感染。
- 抗早期抗原(early antigen,EA)抗体:EA 是 EBV 进入增殖周期初期形成的一种抗原,EA-IgG 抗体可作为近期感染,或 EBV 活跃增殖的标志。
- 抗核心抗原(Epstein-Barr virus nuclear antigen,EBNA)抗体:EBNA-IgG 于发病后 3~4 周出现,持续终生,是既往感染的标志。
- 抗膜抗原(membrane antigen,MA)抗体:抗 MA 的中和抗体阳性,对诊断有一定的提示性。
- 抗淋巴细胞决定簇膜抗原(lymphocyte determinant membrane antigen,LYD-MA)抗体:是补体结合抗体,也是既往感染的标志。

临床分析抗体检测结果时应注意:EBV 感染的血清学反应复杂多样,有些病例的抗 EBV-VCA-IgM 产生延迟,甚至持续缺失,或长时间存在,给及时确诊 EBV 感染带来了一定困难,因此,抗体检测结果需要密切结合病史、全身临床表现作出判断[12]。

(3) **外周血 EBV-DNA 检测**:实时荧光定量 PCR 检测病人外周血 EBV-DNA,是一种敏感性和特异性均较高的方法,尤其在抗体反应尚不明确时,DNA 检测可做出早期诊断。但是,如果病程已经超过 2 周,多数 EBV 感染的病人血清中已检测不到病毒核酸;病程超过 3 周后,外周血均检测不到 EBV 病毒核酸。

(4) **眼组织标本中的 EBV-DNA 检测**:采用实时荧光定量 PCR 法检测角结膜标本,或房水标本中的 EBV-DNA 是诊断 EBV 眼部感染的有力证据[16,17]。Reinhard 等在一例慢性反复发作、诊断不明的角膜炎伴前葡萄膜炎病人的房水中检测出了 EBV-DNA,最终诊断为 EBV 相关的角膜炎和葡萄膜炎[18]。

(5) **肝功能检测**:EBV 感染可引起肝功能损害,造成血清谷丙转氨酶(alanine aminotransferase,ALT)和谷草转氨酶(aspartate aminotransferase,AST)升高;肝功能损害程度与年龄相关,年龄越大,肝功损害越严重。

五、鉴 别 诊 断

1. **与单纯疱疹病毒角膜炎相鉴别** 单纯疱疹病毒角膜感染多具有典型的

病灶形态特征,如树枝状、地图状或盘状(图4-3-5和图4-3-6),并伴有病灶区的角膜知觉减退;病人一般不伴有颈部淋巴结肿大,或肝脾肿大等全身表现;也不会出现外周血单核细胞增多;如果根据临床表现仍难以鉴别时,需要抗病毒特异性抗体检测或病毒DNA的检测,以便明确诊断。

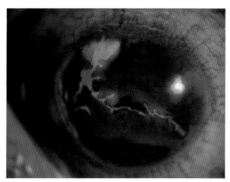

图4-3-5　单纯疱疹病毒角膜炎,地图状上皮溃疡。

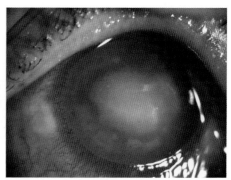

图4-3-6　单纯疱疹病毒角膜基质炎,角膜盘状浸润。

2. **与流行性角结膜相鉴别**　流行性角结膜炎是由腺病毒感染引发的角结膜炎症,常在夏秋季流行,多双眼发病,早期表现为急性结膜炎,发病1周左右出现角膜病变,主要表现为散在分布的角膜上皮、上皮下,甚至浅基质层的点状浸润,此病为自限性疾病,一般病程为2~3周,很少累及角膜深基质层或引起前房炎症。一般不伴有全身发热、肝脾肿大及单核细胞增多。

3. **与Thygeson浅层点状角膜炎相鉴别**　Thygeson浅层点状角膜炎的发生与病毒感染或病毒抗原诱发的免疫反应有关,临床主要表现为急性发作的角膜上皮层的多灶性、散在、点状病变(图4-3-7),多数为双眼发病,并不伴有其他全身症状,并对抗病毒药物和糖皮质激素治疗有良好疗效,病灶吸收后,角膜一般不留任何痕迹。

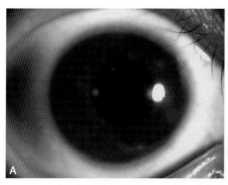
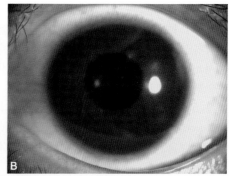

图4-3-7　双眼Thygeson浅层点状角膜炎,弥散性分布的角膜上皮点状浑浊
A:右眼;B:左眼。

六、预防与治疗

1. 预防　EBV 感染途径主要为经口密切接触，所以避免密切接触是最好的预防措施。目前尚缺乏针对 EBV 的疫苗。

2. 治疗

（1）**全身治疗**：主要针对有全身 EBV 感染的病人，给予抗病毒、抗炎及支持治疗。

1）**抗病毒药物治疗**

- 阿昔洛韦 30mg/(kg·d)，分三次静脉滴注，连续 7~10 天。
- 更昔洛韦 5mg/kg，每日 2 次，静脉滴注，连续 7~10 天。

2）**抗炎治疗**：主要应用糖皮质激素治疗，其适应证包括：

- 严重的咽部病变，尤其是伴有明显水肿；
- 严重的血小板减少或溶血性贫血；
- 中枢系统受累；
- 心肌炎或心包炎。

常规治疗剂量为：口服泼尼松，每日 60~80mg，1~2 周后减量。

【治疗注意点】 对于同时伴有全身临床表现的病人，眼科医生应及时请内科会诊，以便确定全身针对性治疗方案；对合并咽部细菌感染的病人，应及时给予青霉素等抗生素治疗。对于怀疑厌氧菌感染的病人，可同时给予甲硝唑或克林霉素治疗。

（2）**眼科治疗**：主要以局部抗病毒药物和糖皮质激素治疗为主。

1）**抗病毒药物治疗**：0.1% 阿昔洛韦滴眼液，或 0.1% 更昔洛韦滴眼液，或 0.15% 更昔洛韦眼用凝胶，每日 4~6 次，连续 1~2 周，根据病情控制情况，减为每日 2~3 次，角膜炎症完全消退后，再维持治疗 1 周停用。

2）**糖皮质激素药物治疗**：对于角膜基质的炎症，且无角膜上皮片状缺损的病人，在抗病毒药物治疗的同时，可联合应用糖皮质激素滴眼液治疗，如 0.1% 氟米龙滴眼液，或 0.5% 氯替泼诺滴眼液，每日 3~4 次。1 周后减量为每日 1~2 次，待角膜炎症完全消退后即可停用。糖皮质激素使用期间，注意监测眼压。

3）**促进角膜修复药物治疗**：一般选择无防腐剂的玻璃酸钠滴眼液、小牛血去蛋白提取物眼用凝胶或表皮生长因子滴眼液等，每日 4~6 次，有助于角膜的修复；对于持续性角膜上皮缺损的病人，在药物治疗的同时，亦可佩戴角膜绷带镜，促进上皮愈合[19]。

（陈　迪）

参 考 文 献

1. Epstein A. Why and How Epstein-Barr Virus Was Discovered 50 Years Ago. Curr Top Microbi-

olImmunol,2015,390:3-15.

2. Matoba AY. Ocular disease associated with Epstein-Barr virus infection. SurvOphthalmol,1990, 35:145-150.

3. Sugiyama K,Ito M,Ichimi R,et al. A case of Epstein-Barr virus infection with exophthalmos and ocular muscle swelling. ActaPaediatrJpn,1997,39:694-697.

4. Wong KW,D'Amico DJ,Hedges TR,et al. Ocular involvement associated with chronic Epstein-Barr virus disease. Arch Ophthalmol,1987,105:788-792.

5. 张爱雪,孙旭光,王智群,等.疱疹病毒性角膜炎患者泪液病毒学检测及临床特征.眼科, 2015:123-127.

6. 谢正德,申昆玲.重视儿童非肿瘤性 EB 病毒感染疾病的研究.首都医科大学学报,2010, 31:213-216.

7. 杜海军,周玲,刘宏图,等.北京地区儿童 EB 病毒感染的血清学调查.中华实验和临床病毒学杂志,2008,22:30-32.

8. 戚东桂,刘荣,韩军艳,等.Epstein-Barr 病毒相关疾病的研究现状.国际免疫学杂志,2006, 29:252-256.

9. Park GB,Kim D,Kim YS,et al. The Epstein-Barr virus causes epithelial-mesenchymal transition in human corneal epithelial cells via Syk/src and Akt/Erk signaling pathways. Invest Ophthalmol Vis Sci,2014,55:1770-1779.

10. Palay DA,Litoff D,Krachmer JH. Stromal keratitis associated with Epstein-Barr virus infection in a young child. Arch Ophthalmol,1993,111:1323-1324.

11. 谢正德.儿童 EB 病毒传染性单核细胞增多症临床特征及诊断标准.实用儿科临床杂志, 2007,22:1759-1760.

12. 王群,谢正德.儿童 EB 病毒相关疾病的诊断标准和治疗原则.实用儿科临床杂志,2010, 25:706-708.

13. 高立伟,谢正德,幺远,等.儿童 EB 病毒感染传染性单核细胞增多症的临床特征.实用儿科临床杂志,2010,25:725-727.

14. Hsiao YT,Kuo MT,Chiang WY,et al. Epidemiology and clinical features of viral anterior uveitis in southern Taiwan-diagnosis with polymerase chain reaction. BMC Ophthalmol,2019,19:87.

15. MatobaAY,Wilhelmus KR,Jones DB. Epstein-Barr viral stromal keratitis. Ophthalmology,1986, 93:746-751.

16. Slobod KS,Sandlund JT,Spiegel PH,et al. Molecular evidence of ocular Epstein-Barr virus infection. Clin Infect Dis,2000,31:184-188.

17. Yamamoto S,Sugita S,Sugamoto Y,et al. Quantitative PCR for the detection of genomic DNA of Epstein-Barr virus in ocular fluids of patients with uveitis. Jpn J Ophthalmol,2008,52:463-467.

18. Reinhard T,Adams O,Sundmacher R. Detection of the Epstein-Barr virus genome in the anterior chamber of a patient with chronic keratouveitis. ActaOphthalmolScand,2003,81:671-673.

19. Sajjadi H,Parvin M. A case of severe symptomatic superficial keratitis associated with Epstein-Barr virus. Eye(Lond) ,1994,8:362-364.

第四节　巨细胞病毒性角膜炎

以往认为巨细胞病毒(cytomegalovirus,CMV)所引起的眼部感染多局限于眼后段,主要表现为免疫缺陷病人的视网膜炎。但是近十年来的研究发现,CMV也可导致眼前节的炎症,如前葡萄膜炎和角膜内皮炎,而且多发生在免疫功能正常的人群[1,2]。

CMV性角膜内皮炎的主要临床表现为角膜水肿及特征性角膜后沉积物(keratic precipitates,KP),同时伴有或不伴有眼压升高;其病因学诊断除了参考病史及临床表现外,主要依靠聚合酶链式反应(polymerase chain reaction,PCR)检测病毒DNA;另外,在角膜激光共焦显微镜下,观察到角膜内皮细胞特征性形态学改变,可作为间接的病原学诊断依据。

一般情况下,CMV性角膜炎对于全身与局部的抗病毒药物联合局部糖皮质激素的治疗反应良好,因此,早期明确诊断是获得较好预后的关键。

一、病　因

CMV是疱疹病毒科,属β疱疹病毒亚科,双链DNA病毒,也称人类疱疹病毒5型(HHV-5),为人类先天性病毒感染中最常见的病原之一。CMV是人类疱疹病毒中最大的病毒,直径为200nm,其核酸外包有蛋白衣壳,衣壳外有一层被膜,在被膜之外有含脂质的囊膜。

CMV普遍存在于自然界,人群普遍易感,其感染率很高,在某些发展中国家,感染率甚至可接近100%。但是,大多数人为隐性感染,只有少数人感染后有临床表现。一般情况下,在免疫功能正常的人群当中,CMV感染多呈临床良性过程,极少引起多器官的器质性病变。

感染CMV的病人及病毒携带者是传染源,病毒可经体液(尿液/唾液/乳汁)、性接触、输血,以及器官移植等途径在人群中传播。传播的方式包括:

- 垂直传播:病毒通过胎盘、产道及授乳传染给婴儿。
- 水平传播:个体或群体接触传染源而被传染。
- 医源性传播:通过输血、器官移植及体外循环等途径传染。

2006年Koizumi[3]首次在角膜内皮炎病人的房水中检测出CMV,之后的临床研究发现,在免疫功能正常者中,发生CMV性角膜病变,尤其是角膜内皮炎并非少见,相关病例报告及相关研究也日益增多。

二、诱　发　因　素

1. **年龄与性别**　年龄因素可能与CMV感染相关。全身CMV感染的病人中,一般年龄越小,越易产生临床显性感染,且症状越重;随年龄增加感染率增高,但是隐性感染者也增多,男女性别无差异。

然而,眼部 CMV 感染的情况与全身感染有所不同,病人多数为中老年,日本一项对 CMV 性角膜内皮炎的回顾性研究显示,106 名病人的平均发病年龄约为 67 岁,其中男性居多,占 80.2%[4]。

2. 全身系统性疾病　如糖尿病等。通过对既往病史分析发现,106 例 CMV 角膜内皮炎病人中,无一例存在 HIV 感染,但却有 17 例病人伴有糖尿病,占 16.0%[4]。

3. 种族差异及遗传易感性　目前有关 CMV 性角膜内皮炎的文献报道多来自日本及新加坡等东亚国家,因此,尚不排除该病的发生可能与种族或遗传易感性等因素相关,但是,此推论仍需进一步研究证实。

三、病 理 机 制

1. 病毒的复制与潜伏

(1) 病毒的复制:CMV 的复制过程可分为三个时相:

- 即刻早期(immediately early stage):为病毒与细胞膜结合进入细胞,之后进入细胞核的过程。
- 早期(early stage):病毒在细胞内进行 DNA 复制和功能性蛋白合成的过程。
- 晚期(late stage):病毒在细胞内合成结构蛋白,且释放子代病毒颗粒的过程。

(2) 病毒的潜伏:CMV 的原发感染可发生于任何年龄,但多数是发生在幼儿或青少年,一般并不引起临床症状,或仅有非特异性的、短时发热伴淋巴细胞增多;原发感染之后,CMV 即潜伏于髓样前体细胞中,并随着髓样前体细胞分化成单核细胞,CMV 进入血循环,到达全身多个器官组织,并于组织中的巨噬细胞和树突状细胞内潜伏。

在机体免疫功能低下,或某些细菌或其他病毒感染的情况下,潜伏有 CMV 的巨噬细胞和树突状细胞被激活,并参与免疫应答反应;同时,由于这些被激活细胞的核内环境发生了改变,导致潜伏的 CMV 也被重新激活,并复制和释放出具感染性的病毒颗粒。

在 CMV 健康携带者的一生中,虽然病毒可间歇性地被激活,但是在健全的免疫系统调控下,该过程被控制在极低水平,因此多数 CMV 携带者并不发病;然而,当免疫功能受到抑制,免疫系统调控功能失衡时,CMV 可大量复制和释放,因而导致疾病的发生[5]。

2. 眼部病毒感染的复发　CMV 导致眼前节炎症复发的机制尚不明确,有研究认为前房相关性免疫偏离(anterior chamber-associated immune deviation, ACAID)可能与其复发有关。ACAID 是指在前房内出现抗原时,机体不能对其产生有效的细胞免疫应答,因而前房内的迟发型超敏反应受到抑制,但是体液免疫应答仍保持完好的特殊免疫状态。

CMV 随血循环进入眼部后,可潜伏在小梁网或睫状体组织细胞内,当潜伏的病毒发生间歇性、低水平的再激活时,会有少量的病毒颗粒散布至前房中;在病毒抗原反复诱发下,前房可产生针对病毒抗原的 ACAID,当特异性抗体不能中和病毒时,病人就会发生眼前节的感染;病毒在角膜内皮细胞中大量复制与增生,可引起角膜内皮炎的临床表现[6]。此外,由于角膜基质内存在一定数量的树突状细胞,故 CMV 也有可能潜伏于其中,当病毒被激活后,可导致角膜基质炎,但这种推断仍需进一步研究证实。

3. 细胞学改变特征　组织细胞感染 CMV 后,最明显的改变是:

(1) **细胞体积的增大**:譬如角膜内皮细胞感染 CMV 后,利用角膜激光共焦显微镜,可以观察到内皮细胞体积数倍增大。

(2) **细胞内包涵体形成**:被 CMV 感染的细胞发生的另一个明显改变是细胞内出现两种包涵体,即嗜碱性包涵体和嗜酸性包涵体,嗜碱性包涵体位于细胞质内,直径为 $2 \sim 4 \mu m$。嗜酸性包涵体位于细胞核中央,体积较大,直径为 $10 \sim 15 \mu m$,并且其周围有一圈透明晕,与细胞核膜相分开,形态上类似"猫头鹰眼"。利用角膜激光共焦显微镜观察,可在病人活体角膜内皮层发现类似"猫头鹰眼样"的改变,见图 4-4-1。

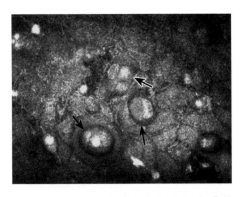

图 4-4-1　CMV 性角膜内皮炎病人,角膜激光共焦显微镜观察可见内皮细胞面积增大(黑色箭头所示)及典型的"猫头鹰眼样"改变(红色箭头所示)

四、临床表现

CMV 性角膜炎主要表现为角膜内皮炎,少数病人也可表现为角膜基质炎,两者有时会交叉存在[7]。

1. CMV 性角膜内皮炎特征性临床表现

- 角膜基质水肿,见图 4-4-2。
- 钱币纹状分布的 KP。

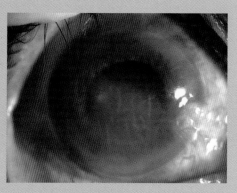

图 4-4-2　CMV 角膜内皮炎病人,盘状角膜基质水肿。

据统计分析发现,在经病原学确诊的 CMV 性角膜内皮炎病人中,约 70% 以上会出现不同程度的角膜基质水肿,以及钱币纹状分布的 KP(图 4-4-3);另外,有不到 10% 的病人会出现线状分布的 KP。

钱币纹状的 KP,局限性或弥散性分布于角膜基质水肿区对应的内皮表面,是 CMV 性角膜内皮炎的一个特征性体征(图 4-4-4)。然而,临床上需要注意的是,该特征性 KP 可以是一过性的,因此,当病人就诊时,如果没有查见特征性 KP,并不能完全排除 CMV 性角膜内皮炎的可能[4]。

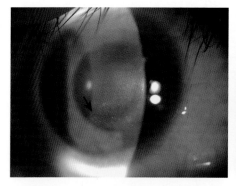

图 4-4-3　CMV 角膜内皮炎病人,角膜基质水肿,钱币纹状 KP(黑色箭头所示)。

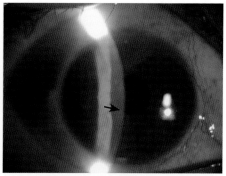

图 4-4-4　CMV 角膜内皮炎,钱币纹状 KP(黑色箭头所示)。

有学者利用眼前节 OCT 观察钱币纹状 KP,发现 KP 分布区的内皮细胞呈不规则增厚的高反光,结合角膜激光共焦显微镜观察结果,推测高反光区可能是坏死的角膜内皮细胞,而并非炎症细胞聚集所形成的 KP[8]。

除了角膜水肿以外,部分 CMV 性角膜内皮炎可出现角膜环形浸润(图 4-4-5),其形成机制可能与免疫性反应有关[9]。

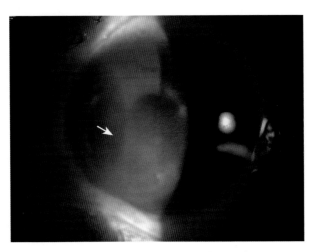

图 4-4-5　CMV 角膜内皮炎病人角膜基质水肿,环形浸润(白色箭头所示)。

2. **眼压升高**　近 50% 的 CMV 性角膜内皮炎病人会伴有眼压升高[4],其发生的机制可能与病毒引起的小梁网炎有关,当给予抗病毒药物和糖皮质激素治疗之后,多数病人的高眼压可得到有效控制。

3. **前房炎症反应**　前房炎症多为轻到中度,一般无前房积脓,并很少形成虹膜后粘连;但是利用前房角镜检查发现,约 1/3 的病人可出现局限性周边虹膜前粘连及小梁网色素沉积[4],推测可能与 ACAID 所导致的局部免疫反应有关。前葡萄膜炎消失后,少数病人会遗留节段性虹膜萎缩[2]。

五、诊断与分型

1. **诊断**

1)**临床诊断**:CMV 性角膜内皮炎的临床诊断主要依据:

- 以往有全身,或眼局部病毒感染的病史。
- 典型的临床表现(角膜基质水肿与特征性钱币纹状 KP,部分病人伴有眼压升高)。
- 临床针对 CMV 角膜内皮炎的诊断性治疗有效(图 4-4-6)。

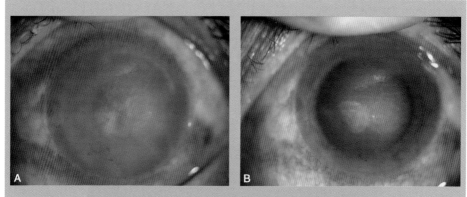

图 4-4-6　CMV 角膜内皮炎病人诊断性治疗
A:治疗前角膜基质水肿,KP+;B:治疗后角膜基质水肿减轻,KP 减少。

【注意点】 当临床拟诊为 HSV 性角膜炎,而给予阿昔洛韦抗病毒治疗效果不佳时,需注意排除 CMV 感染的可能。角膜内皮移植术后,当针对移植排斥反应的治疗疗效不佳或无效时,应注意排除 CMV 感染的可能。

2) **病原学诊断**:对于临床难以明确诊断的病人,需进行病原学检查,具体方法如下:

(1) **血清 CMV 抗体检测**:CMV 抗体 IgG 阳性,表明病人既往有全身性 CMV 感染;CMV 抗体 IgM 明显升高提示近期有 CMV 感染。有研究发现,在 CMV 性角膜内皮炎发病期间,病人血清中抗 CMV 抗体 IgG 均呈阳性,但 CMV 抗体 IgM 及 CMVpp65 抗原可为阴性[4,10]。

鉴于人群中 CMV 的感染率高,因此血清 CMV 抗体检测对于 CMV 性角膜炎的诊断意义不大;但如果病人血清中 CMV-IgG/IgM 抗体以及 CMV 抗原检测均为阴性,提示病人未曾感染过 CMV。

(2) **PCR 检测病毒 DNA**:定性和定量 PCR 方法均可应用。实时 PCR 方法能够在指数扩增的范围内,精确地对病毒 DNA 进行定量,因此,近年来在临床上被逐步推广应用。检测泪液、角膜上皮细胞以及房水中的病毒 DNA,可为病原学诊断提供客观依据[11]。

在一般情况下,由于房水中无任何病原,因此在排除了污染的前提下,房水 PCR 测定 CMV-DNA 阳性具有诊断意义。另外,由于房水中的 CMV 病毒载量与角膜内皮细胞的减少程度密切相关[12],所以利用 PCR 技术对房水内病毒载量进行测定,有助于对病情预后做出初步判断。

(3) **角膜激光共聚焦显微镜**:在角膜激光共聚焦显微镜下,角膜内皮细胞核内的包涵体呈现出中央高反光,其周围低反光晕轮的类似"猫头鹰眼样"(owl eye)的形态改变。Kobayashi 等发现"猫头鹰眼样"的形态特征和高反光圆形小体可用作诊断 CMV 性角膜内皮炎的依据[13,14]。当角膜内皮炎症逐步缓解时，类似"猫头鹰眼样"的形态学改变可逐渐消失，因此也可作为判断疗效的指标。

（4）**房水 CMV 抗体的检测**：通过检测房水和血清中 CMV 抗体水平，再使用 Goldmann-Witmer 系数计算公式，可辅助诊断 CMV 感染，若计算值大于 3.0 则视为阳性，具有病原学诊断意义[1]。具体计算与判断标准请参见第七章。

（5）**病理学检查**：对手术取下的病变角膜行病理学检查，如在角膜内皮层或角膜基质层的细胞内，发现典型"猫头鹰眼样"形态的改变，再经免疫组织化学证实为 CMV 包涵体，即可作为病原学诊断依据[7]。

【注意点】有研究发现，在病毒性角膜上皮炎病人的泪液及角膜上皮标本中，并未发现有 CMV-DNA 的存在[13,14]，由此认为尚无证据说明 CMV 可直接导致角膜上皮细胞感染。尽管房水病毒检测具有病原学诊断价值，但是在临床实际应用中，由于抽取房水对眼组织具有一定的创伤性，所以应严格掌握其检查指征。

2. **临床分型** 根据日本角膜内皮炎研究组的诊断分型方法，CMV 性角膜内皮炎被诊断分型为：典型性 CMV 角膜内皮炎和非典型性 CMV 角膜内皮炎两型，见表 4-4-1[4]。

表 4-4-1　CMV 角膜内皮炎临床诊断分型

1）典型性 CMV 角膜内皮炎，其诊断标准：
- 房水病毒 PCR 检测 CMV-DNA 阳性，同时 HSV-DNA 和 VZV-DNA 阴性。
- 角膜内皮层钱币纹样 KP，或线状 KP（类似角膜移植排斥反应线）。

2）非典型性 CMV 角膜内皮炎，其诊断标准：
- 房水病毒 PCR 检测 CMV-DNA 阳性，同时 HSV-DNA 和 VZV-DNA 阴性。
- 角膜水肿，同时伴有下列临床表现中的两种：
  - a. 伴有反复发作的，或慢性前葡萄膜炎；
  - b. 眼压升高，或继发性青光眼；
  - c. 角膜内皮细胞数量进行性下降。

六、鉴 别 诊 断

1. 与 HSV 性角膜内皮炎鉴别要点

- HSV 角膜内皮炎的基质水肿多为中重度，并可伴有基质浸润。
- HSV 角膜内皮炎的炎症消退后，内皮细胞数量无显著减少[15]。
- 角膜激光共聚焦显微镜观察中，很少见到"猫头鹰眼样"的特征性形态改变。
- HSV 性角膜内皮炎阿昔洛韦治疗效果较好，而 CMV 性角膜内皮炎更昔洛韦治疗效果较好。

临床鉴别诊断时,应注意询问病史,并仔细观察角膜基质水肿和 KP 的特点,尤其是钱币纹状 KP 特异性表现,对诊断有较重要意义。对于疑难病例或重症病例,可利用 PCR 进行病毒 DNA 检测。

2. **与角膜移植术后排斥反应相鉴别** 研究发现角膜移植术后 CMV 性角膜内皮炎复发比例较高,常与角膜移植排斥反应相混淆[16],鉴别要点包括:

CMV 性角膜炎:
- 常伴眼压升高。
- 出现典型的钱币纹状 KP。
- 单纯局部糖皮质激素或免疫抑制剂治疗效果差。
- 联合针对 CMV 的抗病毒药物治疗效果较好。

3. **与青-睫综合征及 Fuchs 异色性虹睫炎相鉴别**
(1) 与青-睫综合征相鉴别:据统计,约有 1/3 的 CMV 性角膜内皮炎病人曾被诊断为青-睫综合征[4];两者临床表现确有类似之处,鉴别要点包括:

青-睫综合征:
- 角膜水肿多以上皮水肿为主,与眼压升高相关。
- KP 多呈中等大小,羊脂状,主要分布于角膜中下部。
- 一般不会出现虹膜节段性萎缩。

需要注意的是,由于青-睫综合征有一定的自限性,当无条件进行病毒 DNA 检测时,可采用降眼压药物联合非甾体抗炎药,或联合糖皮质激素进行试验性治疗[17]。
(2) **与 Fuchs 异色性虹膜睫状体炎相鉴别**

Fuchs 异色性虹膜睫状体炎:
- 典型散在分布、星状的 KP,初期多为透明状,之后变为灰白色。
- 虹膜色素变淡,纹理消失,基质变薄,很少出现节段性虹膜萎缩。
- 多伴有晶状体后囊下浑浊。

值得注意的是,研究发现超过 1/3 的 Fuchs 异色性虹膜睫状体炎病人的房水中可检测出 CMV-DNA,这部分病人普遍年龄较大,且角膜内皮面常可出现斑状 KP[17]。

七、治疗与预防

1. **治疗**
(1) 治疗原则:CMV 性角膜炎的治疗原则包括:

- 在抗病毒药物治疗的基础上,给予抗炎及保护角膜上皮的药物。
- 注意控制高眼压,并积极对症治疗。
- 当角膜内皮细胞功能失代偿不可逆时,及时行角膜移植手术。

（2）**抗病毒药物的治疗**

1）**眼局部抗病毒药物治疗**:一般首选更昔洛韦治疗,具体治疗方案包括:

- 活动期:0.15%更昔洛韦眼用凝胶[18]或0.1%更昔洛韦滴眼液,每日4~6次,疗程3个月以上,见图4-4-7。
- 维持期:根据病情控制及以往复发的情况,应用抗病毒药物,如0.15%更昔洛韦眼用凝胶,每日1~2次,维持治疗1~3个月。

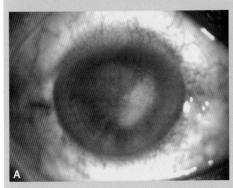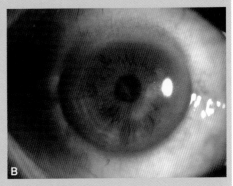

图 4-4-7　CMV 角膜内皮炎病人
A:治疗前角膜中央区基质水肿明显,KP+;B:治疗后角膜基质水肿基本消失,KP−

【**注意点**】对于容易复发的病人,应适当延长维持期抗病毒药物治疗。维持期抗病毒治疗期间,应注意观察药物的角膜上皮毒性,必要时给予无防腐剂的玻璃酸钠滴眼液,每日3~4次,保护角膜上皮。

在治疗 CMV 视网膜炎中,可进行更昔洛韦玻璃体注射,一般注射剂量为0.2~4mg/0.1ml;而在我国对于 CMV 性角膜内皮炎,更昔洛韦玻璃体注射治疗的适应证、药物剂量及疗程尚缺乏专家共识,故建议临床谨慎使用。

2）**全身抗病毒药物治疗**:当房水 CMV 检测阳性,或病情易复发,或眼局部抗病毒药物治疗效果不佳时,需要联合全身抗病毒药物治疗,具体治疗方案包括:

- 单纯 CMV 性角膜炎:口服更昔洛韦 500mg,每日 3 次,连续 2~4 周,之后改为 500mg,每日 2 次,再服用 4 周,一般疗程为 10 周左右;或静脉给予更昔洛韦,一般剂量为 5mg/kg q12h 静滴,连续用药 2 周后,减量至 5mg/kg qd 静滴。
- 伴有 CMV 前葡萄膜炎:可口服缬更昔洛韦 900mg,每日 2 次,连续 6 周,之后改为 450mg,每日 2 次,再服用 6 周,总疗程 12 周以上[2,16]。

【注意点】一般 CMV 角膜内皮炎病人的年龄较大,因此,全身抗病毒药物治疗时,应注意其副作用的发生,需定期监测血常规和肝肾功能。根据病人个体差异及病情控制程度,及时调整全身抗病毒药物的剂量与疗程。

其他抗 CMV 的药物包括西多福韦和膦甲酸,可用于更昔洛韦耐药病毒株感染的治疗[5]。

（3）**眼局部糖皮质激素治疗**:治疗方案基本同疱疹病毒性前葡萄膜炎。

1）对于中度及重度病人,可选用 1% 醋酸泼尼松龙滴眼液,每日 4~6 次,晚间涂地塞米松妥布霉素眼膏,每晚一次,连续 7~10 天,之后根据病情控制情况,逐步减少滴眼次数,炎症完全消失后,改为每日 1~2 次,继续维持治疗 2~4 周,见图 4-4-8。

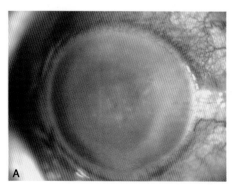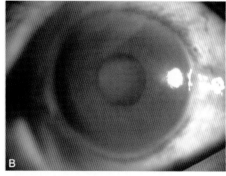

图 4-4-8　CMV 角膜内皮炎病人治疗效果
A:治疗前角膜基质弥漫性水肿,KP+;B:治疗后角膜基质水肿基本消失,KP 呈色素性。

2）对于轻度病人,给予 0.1% 氟米龙滴眼液或 0.5% 氯替泼诺滴眼液,每日 3~4 次,晚间涂地塞米松妥布霉素眼膏,每晚一次,连续 5~7 天,之后根据控制情况,逐步减少滴眼次数,炎症完全消失后,改为每日 1 次,继续维持治疗 2~4 周,图 4-4-9。局部糖皮质激素应用期间,应定期复查眼压,避免激素性高眼压或青光眼的发生[19]。

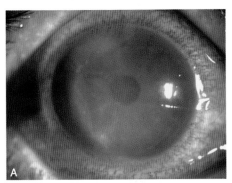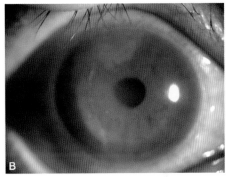

图 4-4-9　CMV 角膜内皮炎病人治疗效果
A:治疗前角膜基质水肿,KP+;B. 治疗后角膜基质水肿明显消退,KP-。

（4）**手术治疗**:对于角膜透明性无法恢复,且明显影响到视功能的病人,可考虑行穿透性角膜移植或内皮移植术,手术宜在炎症基本控制后进行,术后局部使用糖皮质激素,同时给予全身抗病毒药物治疗。

（5）**并发症处理**:主要并发症为高眼压或继发性青光眼。部分病人发病时,由于小梁网炎而导致眼压升高,而另一部分病人是因长期使用糖皮质激素所致。因此,在临床整个治疗过程中应不断观察眼压的变化,及时给予降眼压药物治疗。

【注意点】前房有活动性炎症时,慎用前列腺素衍生物类降眼压药物;对于降眼压药物控制不佳的病人,可采取抗青光眼手术治疗。

2. **预防**　CMV 的传染源分布广泛,又多为隐性病毒携带者,加之传播途径复杂,所以,预防的根本方法是开发与应用特异性病毒疫苗。

（余晨颖　孙旭光）

参 考 文 献

1. van Boxtel LA,van der Lelij A,van der Meer J,et al. Cytomegalovirus as a cause of anterior uveitis in immunocompetent patients. . Ophthalmology,2007,114:1358-1362.

2. Koizumi N,Suzuki T,Uno T,et al. Cytomegalovirus as an etiologic factor in corneal endotheliitis. Ophthalmology,2008,115:292-297.

3. Koizumi N,Yamasaki K,Kawasaki S,et al. Cytomegalovirus in aqueous humor from an eye with corneal endotheliitis. Am J Ophthalmol,2006,141:564-565.

4. Koizumi N,Inatomi T,Suzuki T,et al,Clinical features and management of cytomegalovirus corneal endotheliitis:analysis of 106 cases from the Japan corneal endotheliitis study. Br J Ophthalmol,2015,99:54-58.

5. Carmichael A. Cytomegalovirus and the eye. Eye(Lond),2012,26:237-240.

6. Suzuki T,Ohashi Y. Corneal endotheliitis. SeminOphthalmol,2008,23:235-240.

7. Shimazaki J, Harashima A, Tanaka Y. Corneal endotheliitis with cytomegalovirus infection of corneal stroma. Eye(Lond), 2010, 24:1105-1107.

8. Yokogawa H, Kobayashi A, Yamazaki N, et al. In vivo imaging of coin-shaped lesions in cytomegalovirus corneal endotheliitis by anterior segment optical coherence tomography. Cornea, 2014, 33:1332-1335.

9. Chee SP, Jap A. Immune ring formation associated with cytomegalovirus endotheliitis. Am J Ophthalmol, 2011, 152:449-553.

10. Chee SP, Bacsal K, Jap A, et al. Corneal endotheiitis associated with evidence of cytomegalovirus infection. Ophthalmology, 2007, 114:798-803.

11. Kakimaru-Hasegawa A, Kuo CH, Komatsu N, et al. Clinical application of real-time polymerase chain reaction for diagnosis of herpetic diseases of the anterior segment of the eye. Jpn J Ophthalmol, 2008, 52:24-31.

12. Miyanaga M, Sugita S, Shimizu N, et al. A significant association of viral loads with corneal endothelial cell damage in cytomegalovirus anterior uveitis. Br J Ophthalmol, 2010, 94:336-340.

13. Kobayashi A, Yokogawa H, Higashide T, et al. Clinical significance of owl eye morphologic features by in vivo laser confocal microscopy in patients with cytomegalovirus corneal endotheliitis. Am J Ophthalmol, 2012, 153:445-453.

14. Kandori M, Inoue T, Takamatsu F, et al. Prevalence and features of keratitis with quantitative polymerase chain reaction positive for cytomegalovirus. Ophthalmology, 2010, 117:216-222.

15. Inoue Y. Review of clinical and basic approaches to corneal endotheliitis. Cornea, 2014, 33 Suppl 11:S3-8.

16. Anshu A, Chee SP, Mehta JS, et al. Cytomegalovirus endotheliitis in Descemet's stripping endothelial keratoplasty. Ophthalmology, 2009, 116:624-630.

17. Chee SP, Jap A. Presumed fuchsheterochromiciridocyclitis and Posner-Schlossman syndrome: comparison of cytomegalovirus-positive and negative eyes. Am JOphthalmol, 2008, 146:883-889.

18. Koizumi N, Miyazaki D, Inoue T, et al. The effect of topical application of 0.15% ganciclovir gel on cytomegalovirus corneal endotheliitis. Br J Ophthalmol, 2016 May 3. pii: bjophthalmol-2015-308238.

19. Fan NW, Chung YC, Liu YC, et al. Long-Term Topical Ganciclovir and Corticosteroids Preserve Corneal Endothelial Function in Cytomegalovirus Corneal Endotheliitis. Cornea, 2016, 35:596-601.

第五节　其他疱疹病毒性角膜炎

一、人类疱疹病毒 6 型角膜炎

1. **病原学**　人类疱疹病毒 6 型(human herpesvirus 6, HHV-6)属于 β 疱疹病

毒亚科,为双链 DNA 病毒,直径大小为 160~200nm。HHV-6 在自然界分布广泛,其感染无性别、种族、社会经济及地域差异,成人普遍易染。HHV-6 的传播途径尚未完全明确,一般认为密切接触,如唾液接触为主要传播途径。

2. **致病机制**　HHV-6 感染常始于口咽喉部,病毒通过局部淋巴组织,迁移到全身单核细胞系统内,如淋巴细胞、大单核细胞及巨噬细胞。在细胞内,病毒基因整合到宿主的 DNA 中,呈潜伏状态。

在免疫功能正常的人群当中,初次 HHV-6 感染常表现为急性发热性玫瑰疹。在诱发因素作用下,潜伏的 HHV-6 可被激活,导致感染复发,但是通常并不引起临床症状;而在免疫功能低下者,如艾滋病患者,HHV-6 的激活可导致较严重的并发症,例如脑炎、骨髓抑制及肺炎等[1]。此外,已有关于免疫功能低下者发生 HHV-6 相关性葡萄膜膜炎,或视神经炎的病例报道[2,3]。

HHV-6 主要侵犯 $CD4^+T$ 淋巴细胞,也可感染 $CD8^+T$ 淋巴细胞、NK 细胞、巨噬细胞及大单核细胞等,进而抑制和破坏机体的细胞免疫功能。HHV-6 致病的另一个重要特点是可以促进其他病毒的复制活性,如 HIV 阳性者感染 HHV-6 后,HIV 病毒的转录和复制速率明显加快,进而对组织细胞的破坏也会加速,导致疾病病情迅速恶化。

3. **角膜炎的临床表现**　近年来,有病例报道提示 HHV-6 可能会导致角膜溃疡和角膜内皮炎[4,5],并且通过动物实验发现,HHV-6 可促进 HSV-1 的表达,从而加重 HSV-1 角膜炎的病变程度[6]。但是,有关 HHV-6 能否单独导致角膜炎,尚存在争议[7]。

4. **诊断**　HHV-6 的诊断主要依靠 PCR 法检测病毒 DNA。利用定量或定性 PCR 可以检测外周血淋巴细胞、脑脊液、唾液中 HHV-6;病毒特异性抗体的检查可作为参考。

5. **治疗**

(1)**全身治疗**:主要针对伴有全身临床表现的病人,以抗病毒药物治疗为主。由于阿昔洛韦对 HHV-6 作用差,所以一般选用更昔洛韦治疗。

(2)**眼局部治疗**:以抗病毒药物治疗为主,一般选用 0.1%更昔洛韦滴眼液或 0.15%更昔洛韦眼用凝胶。对于角膜内皮炎的病人,可联合应用糖皮质激素滴眼液治疗,如 1%泼尼松龙滴眼液、0.5%氯替拨诺滴眼液等。有眼压升高的病人给予降眼压药物治疗。

二、人类疱疹病毒 7 型角膜炎

1. **病原学**　人类疱疹病毒 7 型(human herpesvirus 7,HHV-7)属于 B 疱疹病毒亚科,为 DNA 病毒,结构与巨细胞病毒类似,直径约 170nm。该病毒于 1990 年被分离发现,主要感染人脐带血和外周血中的 $CD4^+T$ 细胞,以及 $CD8^+T$ 细胞。

HHV-7 主要通过唾液和血液传播,其在人群中的感染率明显高于 HHV-6,并且其特异性抗体的阳性率及唾液中病毒 DNA 检测出率均随年龄增加而增高。

2. **致病机制** HHV-7 的致病机制尚不明确,该病毒主要在 CD4$^+$T 细胞中潜伏,临床上主要引起幼儿的皮肤玫瑰疹、上呼吸道感染,以及肝炎等。

3. **角膜炎的临床表现** 目前,仅有个别在角膜内皮炎病人的房水中,检测到 HHV-7DNA 的病例报道[8]。

4. **诊断** 由于 HHV-7 角膜感染仅有个别病例报道,对其临床表现的特征尚需要进一步认识,因此临床主要依据 PCR 检测病毒 DNA 进行确诊。

5. **治疗** HHV-7 角膜感染病人的治疗以局部药物治疗为主。

(1)**抗病毒药物治疗**:首选 0.1%更昔洛韦滴眼液,或 0.15%更昔洛韦眼用凝胶,每日 4~6 次。

(2)**糖皮质激素治疗**:抗病毒药物治疗的同时,联合糖皮质激素滴眼液,如 0.5%氯替拨诺滴眼液,或 1%泼尼松龙滴眼液,每日 4 次,炎症消失后停用。

6. **预防** 有待相关疫苗的研制开发。

三、人类疱疹病毒 8 型角膜炎

1. **病原学** 人类疱疹病毒 8 型(human herpesvirus 8,HHV-8)属于 γ 疱疹病毒亚科,为 DNA 病毒,其核酸序列与 EB 病毒有一定的同源性。该病毒于 1994 年被分离发现,主要与艾滋病病人的卡波西肉瘤(Kaposi sarcoma,KS)发生相关。HHV-8 的传播途径主要是性接触,此外,在唾液中也曾检测出 HHV-8。

2. **致病机制** HHV-8 感染主要见于艾滋病等免疫功能低下的病人,并与其发生肿瘤性及淋巴细胞增生性疾病相关。HHV-8 主要在淋巴样组织中潜伏,当免疫功能低下时,病毒被某些因子所激活,并进行大量复制及增生,导致疾病的发生。在艾滋病病人的肿瘤组织、血清与血浆,以及外周血的白细胞中可检测出 HHV-8DNA。

3. **角膜炎的临床表现** 目前,仅有个别在角膜移植排斥反应治疗失败后,发生角膜内皮炎的房水中检测到 HHV-8DNA 的病例报告[9],但其是否与角膜炎存在因果关系仍需进一步研究证实。

4. **诊断** 与 HHV-7 相同,HHV-8 所导致的角膜感染仅有个别病例报道,对其临床表现的特征尚需要进一步认识,临床上主要依据 PCR 检测病毒 DNA 进行确诊。

由于 HHV-8 的感染大多发生于艾滋病等免疫功能低下的病人,所以全身疾病的临床表现及实验室相关检查结果,有助于眼科考虑 HHV-8 感染的可能性。

5. **治疗** HHV-8 对西多福韦敏感,对更昔洛韦和膦甲酸中度敏感,对阿昔洛韦不敏感。

（孙旭光）

参 考 文 献

1. Yoshikawa T. Human herpesvirus 6 infection in hematopoietic stem cell transplant patients. Br J Haematol,2004,124:421-432.

2. Maslin J,Bigaillon C,Froussard F,et al. Acute bilateral uveitis associated with an active human herpesvirus-6 infection. J Infect,2007,54:e237-240.

3. Oberacher-Velten IM,Jonas JB,Jünemann A,et al. Bilateral optic neuropathy and unilateral tonic pupil associated with acute human herpesvirus 6 infection:a case report. Graefes Arch ClinExpOphthalmol,2005,243:175-177.

4. Boto-de-los-Bueis A,Romero Gómez MP,del HierroZarzuelo A,et al. Recurrent ocular surface inflammation associated with human herpesvirus 6 infection. Eye Contact Lens,2015,41:e11-13.

5. Yokogawa H,Kobayashi A,Yamazaki N,et al. Identification of cytomegalovirus and human herpesvirus-6 DNA in a patient with cornealendotheliitis. Jpn J Ophthalmol,2013,57:185-190.

6. QaviHB. Possible role of HHV-6 in the enhanced severity of HSV-1 keratitis. In Vivo,1999,13: 427-432.

7. Okuno T,Hooper LC,Ursea R,et al. Role of human herpes virus 6 in corneal inflammation alone or with human herpesviruses. Cornea,2011,30:204-207.

8. Inoue T,Kandori M,Takamatsu F,et al. Corneal endotheliitis with quantitative polymerase chain reaction positive for human herpesvirus 7. Arch Ophthalmol,2010,128:502-503.

9. Inoue T,Takamatsu F,Kubota A,et al. Human herpesvirus 8 in cornealendotheliitis resulting in graft failure after penetrating keratoplasty refractory to allograft rejection therapy. Arch Ophthalmol,2011,129:1629-1630.

第五章　其他病毒性角膜炎

第一节　麻疹病毒性角膜炎

麻疹是儿童时期最常见的一种急性病毒性疾病,由麻疹病毒感染所致,具有高度传染性。随着天花的消灭和脊髓灰质炎的有效控制,该病已经成为最受关注的儿童传染性疾病。麻疹的临床特征为发热和皮疹,且伴咳嗽、鼻炎及结膜炎三联征,重症麻疹的死亡率很高。

少数麻疹患儿可发生角膜炎,临床主要表现为浅层点状角膜上皮病变,称为麻疹病毒性角膜炎(measles keratitis)。由于麻疹患儿可同时伴有全身营养不良和维生素 A 缺乏症,故会并发严重的角膜溃疡、继发性感染(如细菌或真菌),以及角膜软化或穿孔,是发展中国家儿童致盲的重要原因之一[1]。

一、病　因　学

麻疹病毒(measles virus,MV)于 1954 年首次被分离成功,其属于副病毒科、麻疹病毒属,为单股 RNA 病毒,直径大小为 150～300nm,病毒蛋白衣壳外有被膜。麻疹病毒对温度不敏感,室温中 34 小时,或−70℃4 周以上仍有感染活性。

人类是麻疹病毒的唯一宿主,人群对其普遍易感,全球均有麻疹感染。麻疹病人是唯一的传染源。病毒主要传染途径为飞沫传播,感染的主要对象是儿童,绝大多数患儿为显性感染(感染后即发病),个别未接受过疫苗接种的成人也会感染麻疹(成人麻疹)[2]。由于麻疹病毒的抗原性单一,因此,一次感染后或计划性疫苗接种后,机体可获得终身免疫。

二、病　理　机　制

MV 在呼吸道,或结膜上皮细胞内复制,并由此扩散到局部淋巴组织,感染淋巴细胞和巨噬细胞之后,由被感染细胞携带进入血液,随之扩散到全身网状内皮系统。

MV 感染过程会引发机体细胞免疫和体液免疫反应,产生大量特异性淋巴细胞和抗体,使病毒得以逐步清除,机体获得终身免疫,因此,绝大多数人只会患一次麻疹,但是极少数人也可两次麻疹,其机制尚不清楚。

麻疹病毒可导致多种眼部病变,麻疹病毒感染所导致的眼部疾病谱如下:

眼睑炎、结膜炎、角膜炎、眼内炎(角膜溃疡穿孔后所致)、葡萄膜炎、视网膜炎及视神经炎

三、临 床 表 现

1. **全身临床表现** 麻疹的潜伏期大约两周,开始时先出现发热、鼻炎,数天后全身皮肤出现丘疹,以及口腔黏膜柯氏斑(Koplik spots),极少数病人可发生肺炎及脑炎等;口腔黏膜柯氏斑为出疹前诊断麻疹的重要依据。

2. **眼部临床表现** 由于来自母体特异性抗体的保护,出生后6个月内的幼儿很少患麻疹,但是半岁以后,随着机体内获得性免疫力逐渐减低,对麻疹的易感性逐渐增高。

(1) 滤泡性结膜炎:为病毒在结膜上皮细胞内复制,导致组织破坏,引发炎症所致,往往发生在全身表现出现后的数日,临床表现为结膜充血,结膜滤泡形成及分泌物增多。

(2) 角膜病变

1) 浅层点状角膜上皮病变:为 MV 直接损害的结果。常双眼发病,多发生于皮肤出疹前的潜伏期内。粗大的点状角膜上皮病变角膜周边向中央区发展。患儿常有畏光,流泪等刺激症状,一般持续数周,或数月才可痊愈。

2) 角膜上皮剥落和上皮糜烂:多于出疹后 2 周内出现,双眼发病,此时,原来的浅层点状角膜上皮病变多已愈合。发生角膜上皮剥落和上皮糜烂的主要原因:

- MV 感染导致细胞间连接功能减弱,
- 新生的上皮细胞在基底膜上黏附不牢固,容易受到其他因素影响而脱落。
- 麻疹患儿常伴有瞬目、眼睑闭合功能障碍,使角膜处于暴露状态。

3) 角膜溃疡:发生于麻疹晚期,常伴有结膜下出血及黏液脓性分泌物。

(3) **眼部并发症**:在患儿极度衰弱或严重营养不良的情况下,眼部可发生多种并发症,主要包括:

- 伴有维生素 A 缺乏症时,轻者表现为角结膜干燥,重者可诱发单疱病毒性角膜炎、角膜软化、角膜穿孔及粘连性角膜白斑[3]。
- 继发性细菌感染,导致角膜溃疡、穿孔,甚至眼内炎。
- 诱发青光眼可导致失明。

四、诊 断

1. **临床诊断** 麻疹病毒性角膜炎诊断依据为:

- 麻疹病史,或麻疹病人接触史。
- 麻疹典型的全身临床表现。
- 角膜炎体征。

2. **病原学诊断** 对于疑难或治疗效果欠佳的病例,可进行病毒学检测加以确诊,检测方法包括:病毒分离培养及病毒检测和血清学抗体检测。

【注意点】曾有报道在麻疹病毒性角膜炎病人的泪液中检测出麻疹病毒RNA,提示泪液可能为麻疹病毒感染的途径之一[4]。

五、治疗与预防

(一) 治疗

目前缺乏针对麻疹病毒有效的抗病毒药物。治疗方案主要为综合治疗,包括:加强病人护理、休息营养、增强免疫力及防治并发症。

1. **全身治疗措施**

(1) 患儿在得病期间,必须卧床休息,饮食上给予易消化、富有营养的食物和足量的水分和维生素。

(2) 加强眼、鼻、口、耳及皮肤护理,避免继发性细菌感染。

(3) 对症处理,包括退热、止咳等。

2. **眼部治疗措施** 目前,尚无有效的眼部抗麻疹病毒药物,故眼部治疗以对症治疗为主。

(1) 预防继发感染及时清理眼部分泌物,常规预防性应用抗生素滴眼液,如0.3%妥布霉素滴眼液,或0.3%氧氟沙星滴眼液,每日2~3次,睡前涂抗生素眼膏,如红霉素眼膏、妥布霉素眼膏及夫西地酸等。

(2) 促进角膜上皮修复,对于出现角膜上皮病变者,应用不含防腐剂的人工泪液,如0.1%玻璃酸钠滴眼液,每日4~6次;有炎症的病人给予弱效非甾体抗炎药,如0.1%普拉洛芬滴眼液,每日3~4次。

(3) 预防角结膜干燥或角膜软化症,口服维生素AD;眼局部滴用维生素A棕榈酸酯眼用凝胶,每日4~6次。

(二) 预防

1. 避免接触传染源,及时作好病人隔离。

2. 常规免疫注射

（1）被动免疫注射可在接触麻疹病人后，给予人血丙种球蛋白或胎盘球蛋白注射，一次被动免疫注射的保护期一般为 1 个月左右。

（2）主动免疫注射麻疹病毒减毒疫苗的预防接种。

（张爱雪 孙旭光）

参 考 文 献

1. Foster A，Sommer A. Corneal ulceration，measles，and childhood blindness in Tanzania. Br J Ophthalmol 1987，71：331-343.

2. M′garrech M，Gendron G，de MonchyI. Corneal manifestations of measles in the unvaccinated adult：two typical casesduring an epidemic. J Fr Ophthalmol 2013，36（3）：197-201.

3. Leal I，Sousa DC，Pinto F，et al. An old 'new' friend：postmeasles blindness in the 21st century. BMJ Case Rep 2015，11：11.

4. Shinoda K，Kobayashi A，Higashide T，et al. Detection of measles virus genomic RNA in tear samples from a patient withmeasleskeratitis. Cornea 2002，21（6）：610-612.

第二节 风疹病毒性角膜炎

风疹是一种儿童常见的轻型急性病毒性传染病，一般预后良好。临床上更为关注的是妇女妊娠 6 个月内发生风疹感染的问题，在此期内，如感染风疹病毒，有可能会导致婴儿发生多种眼部异常，如先天性白内障，以及全身先天发育缺陷，如心脏病及听力下降等（称为先天性风疹综合征）。

出生后儿童的风疹病毒感染所致角膜炎（称为风疹病毒性角膜炎 rubella keratitis）较为少见，也常被临床所忽略。

一、病 因

风疹病毒（rubella virus，RV）属于披膜病毒科，风疹病毒属，为有包膜的 RNA 病毒，直径较小，在 50～70nm。与麻疹病毒相同，风疹病毒也只有一个血清型。该病毒于 1954 年被首次分离发现，由于最早发现于德国，故也曾被称为"德国麻疹"。

病毒直接由飞沫传播，经呼吸道侵入机体，一般临床表现为隐性感染或症状较轻的显性感染。孕期妇女感染后，病毒可经胎盘导致胎儿感染。风疹病毒不耐热，紫外线或酒精可使其迅速灭活。

二、临 床 表 现

1. 先天性风疹综合征（Congenital rubella syndrome CRS） 怀孕 1～6 个月期间，如孕妇感染 RV，病毒可从呼吸道进入血液，产生病毒血症，之后通过胎盘经血液感染胎儿，引起眼部和全身发育异常，主要包括：

（1）眼部先天性异常：主要包括小眼球、角膜浑浊（图 5-2-1）、小角膜（图 5-2-2）、圆锥角膜、虹膜发育不良、白内障、青光眼、视网膜病变和视网膜下新生血管。

（2）全身先天性异常：包括听力障碍、智力发育不良，以及心脏畸形等。

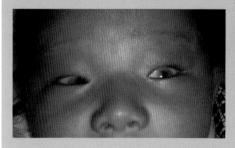 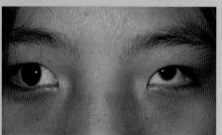

图 5-2-1　先天性风疹感染，双眼先天性角膜浑浊。

图 5-2-2　先天性风疹感染，左眼先天性小角膜。

如果病毒感染发生在妊娠的 1～3 个月，胎内感染可呈慢性持续性，若感染发生在妊娠 4 个月以上，由于抗体 IgM 的产生，一般不形成持续性胎内感染。

2. 后天性风疹病毒性角膜炎

（1）症状：病人多伴有较强的异物感、眼痛及畏光等症状。

（2）体征

1）角膜体征：仅有 2% 的病人在皮疹出现一周后，发生浅层点状角膜上皮病变，常双眼发病，角膜中央区出现数十个散在灰白色，针尖大小（多在 0.05～0.1mm 之间）点状浸润（图 5-2-3），荧光素染色阳性，但不伴有角膜基质浑浊[1,2]。

角膜病变一般 1 周后自愈，不遗留角膜瘢痕。后天性病毒感染导致长期眼部病变的病例尚未见报道。

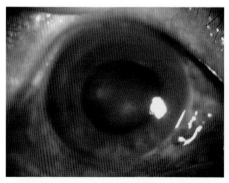 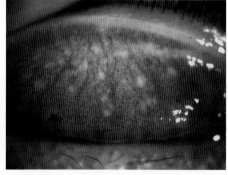

图 5-2-3　后天性风疹病毒性角膜炎，角膜点状及小片状上皮浑浊。

图 5-2-4　后天性风疹性病毒性结膜炎，结膜充血，结膜滤泡形成。

2）结膜体征:病人常伴有卡他性结膜炎,临床表现为结膜充血、结膜滤泡形成(图 5-2-4)及结膜分泌物增多等。

风疹病毒导致后天性眼部疾病谱如下:

眼睑炎、结膜炎、角膜炎、葡萄膜炎[3]、视网膜炎及视神经炎。

三、诊　　断

1. 眼部先天性风疹综合征的诊断　主要依据先天性风疹病毒感染病史,以及眼部体征进行拟诊。

2. 后天性风疹病毒性角膜炎的诊断

（1）临床诊断依据包括:

- 接触史:风疹感染或风疹病人接触史。
- 临床表现:风疹病毒感染的全身与角膜临床体征。

（2）病原学诊断:主要依据病毒 RNA 检测及病毒抗体的血清学检查。

四、治　　疗

目前,尚无特异性的抗风疹病毒的药物,由于风疹急性结膜炎及角膜炎具有自限性,故临床以对症治疗为主。

1. **预防性抗生素滴眼液**　为预防继发性细菌感染,可给予患儿抗生素滴眼液,如 0.3%妥布霉素滴眼液,或 0.3%左氧氟沙星滴眼液,或 0.5%左氧氟沙星滴眼液,每日 3~4 次;晚间涂抗生素眼膏或眼胶,如红霉素眼膏,或氧氟沙星眼膏,或加替沙星眼用凝胶。

2. **人工泪液**　为减轻眼表刺激征,可给予人工泪液,如 0.1%玻璃酸钠滴眼液,每日 3~4 次;或小牛血去蛋白提取物眼用凝胶,每日 3~4 次,待角膜病变痊愈后,再维持治疗 1 周停用。

（张爱雪　孙旭光）

参 考 文 献

1. Hara J,Fujimoto F,Ishibashi T et al. Ocular manifestations of the 1976 rubellaepidemic in Japan. Am J Ophthalmol 1979 87(5):642-645.

2. Smolin GReport of a case of rubella keratitis. Am J Ophthalmol 1972,74(3):436-443.

3. Wensing B,Relvas LM,Caspers LE,et al. Comparison of rubella virus-and herpes virus-associated anterior uveitis:clinical manifestations and visual prognosis. Ophthalmology 2011,118(10):1905-1910.

第三节　水痘病毒性角膜炎

水痘是由水痘-带状疱疹病毒引起的急性传染病,多发生于儿童,很少数成人也可患病,其临床表现特征为发热、全身不适、皮肤和黏膜上分批出现丘疹,并迅速变成疱疹。一般情况下,如果没有继发性感染,水痘的皮肤疱疹结痂之后不留瘢痕。

部分病人在全身原发性感染的发疹期,或发疹后期,或接种水痘疫苗后,可出现不同程度的角膜病变,称为水痘病毒性角膜炎(varicella keratitis),或水痘疫苗相关性角膜炎(Keratitis in association with varicella vaccines)[1]。

一、病　　因

水痘-带状疱疹病毒(varicella zoster virus,VZV)属于 α-疱疹病毒亚科,也称为人类疱疹病毒3,为双链 DNA 病毒,直径为 150~200nm。与单纯疱疹病毒不同,水痘-带状疱疹病毒只有一个血清型。人类是 VZV 的唯一天然宿主,病人是唯一的传染源。皮肤及黏膜上皮细胞是 VZV 主要靶细胞。

病毒通过飞沫经呼吸道,或通过接触传播。病毒在鼻和支气管黏膜及所属淋巴结内增殖,之后进入血液循环,在肝脾内进一步增殖,再经血流到达全身毛细血管内皮细胞及皮肤上皮细胞内,导致病变产生。初次感染水痘后,病毒会在机体的感觉神经节内潜伏。

儿童期初次感染该病毒,临床表现为水痘;成人期潜伏在体内的病毒被激活,导致复发性感染,临床表现为带状疱疹。

二、临 床 表 现

1. **全身表现**　病人在出疹前会有发热、全身不适、乏力、厌食及头痛等症状,之后迅速出现皮肤红斑丘疹,之后经过疱疹、痂疹及脱痂变化过程,皮疹逐渐消退。

2. **眼部表现**　水痘病毒性角膜炎不仅可发生在儿童,而且也可发生在成人,但是成人水痘角膜炎极为少见。角膜炎的发生可以是病毒大量复制导致组织损伤性炎症,抑或为病毒抗原诱发的免疫反应所致[2],并多发生于皮疹出现后的数天至数周。

一般情况下,眼部临床表现比较轻微,预后较好。

(1) 角膜病变 主要包括:

- 轻度的浅层点状角膜上皮病变。
- 弥散性角膜基质水肿。
- 盘状角膜基质炎。
- 树枝状角膜炎。
- 个别病人可出现坏死性角膜溃疡等[3-5]。

1）弥漫性角膜基质水肿：多于水痘发病4~5日后出现，临床表现为角膜基质的弥漫性水肿（图5-3-1），一般为轻度或中度水肿，同时可伴有后弹力层皱褶，以及少量房水浮游细胞，角膜水肿可导致暂时性视力下降。

弥漫性角膜基质水肿多为一过性，大约在1周左右即可自行消失，且不遗留角膜云翳和角膜新生血管。

2）盘状角膜基质炎：多发生在水痘感染之后1~3个月，多单眼发病。一般情况下，由于患儿全身水痘感染的临床表现较明显，且早期角膜体征轻微，故幼儿的盘状角膜基质炎（图5-3-2）往往被家长所忽略，年龄较大的儿童可主诉眼疼，视物模糊。

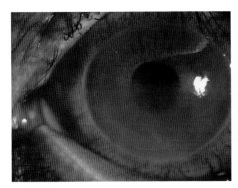 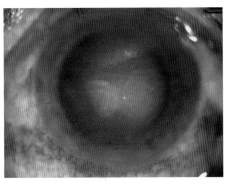

图5-3-1　水痘病毒性角膜炎表现为弥漫性角膜基质水肿。　　图5-3-2　水痘病毒性角膜炎表现为盘状角膜基质炎。

眼科检查可见角膜中央区基质盘状水肿及浸润，伴有后弹力层皱褶。常伴有角膜水肿区内皮层KP及房水浮游细胞，其临床表现与HSV盘状角膜炎极为相似，并且其发生机制同样为病毒蛋白抗原诱发的机体免疫反应。

3）树枝状角膜炎：水痘树枝角膜炎多为水痘晚期并发症，常见于婴幼儿或年龄较小的儿童，一般在水痘感染后3~4个月发生，往往是病人先出现盘状角膜炎，之后再从出现假树枝状角膜病变。

（2）前葡萄膜炎：文献报道25%感染水痘的儿童出疹后，会出现急性前葡萄膜基质炎，临床表现为细小KP、虹膜脱色素、小圆形虹膜萎缩，少数病人可出现节段性虹膜萎缩[5-7]。

（3）水痘相关的眼部疾病谱如下：

结膜炎、角膜炎、巩膜炎、虹膜炎、玻璃体炎、视网膜脉络膜炎、急性视网膜坏死及视神经炎等[8-13]。

三、诊断与鉴别诊断

（一）诊断

1. **临床诊断**　水痘病毒性角膜炎临床诊断依据：

> - 水痘感染或接触病史:发病前有感染水痘的病史,尤其是儿童。
> - 特征性角膜体征:水痘发病后4~5天出现一过性角膜基质水肿;发病后数周出现盘状角膜基质炎;晚期出现假性树枝状角膜病变等。

2. 病原学诊断　方法请参见本书带状疱疹病毒性角膜炎章节。

(二) 鉴别诊断

临床上,如果忽略了近期水痘感染史,往往将水痘树枝状角膜病变诊断为单疱病毒性角膜炎(HSK),两者的主要鉴别点如下:

1. 水痘树枝状角膜病变多发生于儿童或婴幼儿,发病前3~4个月多有水痘感染史。而 HSV 性树枝状角膜炎可发生于任何年龄,多有感冒发热史。

2. 水痘树枝状角膜病变为假树枝状改变,病变区角膜上皮呈灰白色,并隆起于角膜上皮层表面,多有黏性分泌物附着,角膜病变区上皮面粗糙,有时呈节段性外观,轻微的荧光素着色,或呈不染色的暗区(为隆起的水肿角膜上皮所致);而 HSV 树枝状角膜炎,病灶区为上皮缺损,呈凹沟状,上皮缺损区荧光素着色明显,其边缘呈荧光素晕染,并且树枝状溃疡的末端呈球形澎大(terminnal bulb)。

四、治　疗

1. 一般治疗　水痘为自限性疾病,以加强护理和对症处理为主。病人出疹期间注意隔离,及时退热,做好皮肤清洁,避免抓搔皮疹,皮疹破裂时可涂龙胆紫药水或抗生素软膏。

2. 眼科治疗

(1) 抗病毒药治疗

1) 全身抗病毒药物治疗:对于有严重的角膜基质炎、或伴有明显前房炎症的角膜溃疡病人,需要全身抗病毒治疗,如阿昔洛韦片 0.4 克,每日 5 次,连续 7 天;或更昔洛韦胶囊 0.5 克,每日 3 次,连续 7 天。

对于角膜炎容易复发的病人,可给予阿昔洛韦静脉滴注,30mg/(kg·d),连续 7 天[14]。

2) 眼局部抗病毒药物治疗:给予 0.1%阿昔洛韦滴眼液,或 0.1%更昔洛韦滴眼液,每日 4~6 次,或 0.15%更昔洛韦眼用凝胶,每日 3~4 次,晚间涂 0.15%更昔洛韦眼用凝胶一次,角膜体征明显改善后,减少滴眼次数,待角膜活动性病变完全消退后停用。

(2) 糖皮质激素药物治疗[14]

1) 全身糖皮质激素治疗:对于角膜炎容易复发,或严重角膜基质炎的病人,在抗病毒药物治疗的同时,给予口服泼尼松片 30mg,每日一次,连续 7 天。

2）局部糖皮质激素治疗：在抗病毒滴眼液药物治疗的同时，给予0.1%氟米龙滴眼液，或0.5%氯替波诺滴眼液，每日3~4次，角膜体征明显改善后，滴眼次数减少至每日1~2次，待角膜活动性病变完全消退后停用。需要注意点是，对于角膜上皮片状缺损者，局部慎用糖皮质激素滴眼液。

（3）散瞳：有前房反应的病人，给予散瞳剂，每日1~2次，炎症消失后停用。

（4）人工泪液：对于有树枝状角膜炎等角膜上皮病变的病人，可同时给予0.1%无防腐剂玻璃酸钠滴眼液，每日3~4次，或小牛血去蛋白提取物眼用凝胶，每日2~3次，以减轻病人刺激症状，角膜上皮完全修复后，再继续滴用1周后停用。

【注意】儿童全身抗病毒药物及糖皮质激素的剂量及疗程，应请儿科会诊后确定。

五、预 防

1. 一般预防措施 水痘属于传染性疾病，病人需要在家中隔离，尤其在皮肤出疹后1周内，或皮肤疱疹全部结痂前，应尽量减少与易感者接触。由于成人水痘较为少见，临床容易漏诊，一旦诊断成人水痘，同样需要注意病人的隔离。

2. 药物预防 接触后的预防包括大剂量阿昔洛韦口服（每日2~4克口服，连续7天），以及注射高效免疫球蛋白。

3. 计划免疫接种预防 包括减毒活疫苗接种和亚单位疫苗接种。

（张爱雪 孙旭光）

参 考 文 献

1. Grillo AP, Fraunfelder FW. Keratitis in association with herpes zoster and varicella vaccines. Drugs Today(Barc)2017,53(7):393-397.

2. De Castro LEF, Al Sarraf O, Hawthorne KM, et al. Ocular manifestations after primary varicella infection. Cornea 2006,25(7):866-867.

3. de Freitas D, Sato EH, Kelly LD, et al. Delayed onset of varicella keratitis. Cornea,1992 ,11(5): 471-474.

4. Wilhelmus KR, Hamill MB, Jones DB. Varicella disciform stromal keratitis. 1991, 111(5): 575-580.

5. Loewenstein A. Specific inflammation of the cornea in chickenpox. Br J Ophthalmol,1940 ,24 (8):391.

6. Ostler HB, Thygeson P The ocular manifestations of herpes zoster, varicella, infectious mononucleosis, and cytomegalovirus disease. Surv Ophthalmol,1976,21(2):148-159.

7. Kachmer ML, Annable WL, DiMarco M. Iritis in children with varicella. J Pediatr Ophthalmol Strabismus. 1990, 27(4):221-222.

8. Poonyathalang A,Sukavatcharin S,Sujirakul T . Ischemic retinalvasculitis in an 18-year-old man

with chickenpox infection. ClinOphthalmol(Auckland, NZ). 2014, 8:441.

9. Kelly SP, Rosenthal AR. Chickenpox chorioretinitis. Br J Ophthalmol. 1990,74(11):698-699.

10. Kim J-H, Lee S-J, Kim M. External ophthalmoplegia with orbitalmyositis in an adult patient after chickenpox infection. BMJ Case Rep. 2014:bcr2013202415.

11. Azevedo AR, Simoes R, Silva F, et al. Opticneuritis in an adult patient with chickenpox. Case Rep Ophthalmol Med. 2012:371-584.

12. Kitamei H, Namba K, Kitaichi N, et al. Chickenpoxchorioretinitis with retinal exudates and periphlebitis. Case RepOphthalmol,2012,3(2):180-184.

13. Farooqui AA, Tahir M, Jaiswal A, et al. Oculomotor palsyfollowing varicella in an immunocompetent adult. Authors' reply. SouthMed J ,2009,102(4):445.

14. Salma Gargouri, Sana Khochtali, Sourour Zina, et al. Journal of Ophthalmic Inflammation and Infection 2016),6(1):47.

第四节　天花病毒与牛痘病毒性角膜炎

天花是由天花病毒引起的急性烈性传染病,迄今为止,天花是人类最严重的传染病,其传染性极强,在流行地区,几乎每个人均为易感者,其死亡率通常在20%~40%之间。在感染康复后的病人中,有三分之二会因面部疤痕导致永久性毁容,部分病人会因眼部感染而失明[1]。

1796 年英国医生爱德华-詹纳在研究中发现,人感染牛痘病毒后可以预防天花病毒的感染,由此他发明了牛痘疫苗。人接种牛痘疫苗后,也同时获得抗天花病毒的免疫力。自从牛痘疫苗发明之后,通过全球长期严格的、强制性疫苗接种工作,天花这种人类烈性传染病逐渐得以有效控制。

自从 1977 年非洲东部梅卡尔及索马里报道了人类自然感染的天花病例之后,除 1978 年在英国伯明翰一次偶然的实验室污染事故中,有两人天花感染之外,全球再未发现有自然感染的天花病例。因此,在 1980 年,世界卫生组织全球消灭天花委员会和世界卫生大会宣布全球最终消灭了天花。

一、天花病毒性角膜炎

1. **病原学**　天花病毒属于痘病毒科,为 DNA 病毒,直径在 230~300nm,该病毒有强毒株和弱毒株两种。天花病毒只有在人类之间传播才能存活,人群普遍易感,病人是唯一的传染源,其主要通过飞沫经呼吸道传播,也可通过间接接触受污染的物品,如衣服或床单等传播,偶尔经结膜传播。天花(smallpox)是由天花病毒所致的急性烈性传染病,病死率很高,在我国曾被列为甲类传染病。

2. **病理机制**　病毒进入体内后,迅速经血液及淋巴组织扩散到全身,导致皮肤、黏膜和其他组织的广泛感染。在皮肤及黏膜的上皮细胞内,病毒大量复制,并在细胞质中形成较大的嗜酸性包涵体,最终导致细胞坏死。在皮肤表现为脓疱疹形成,坏死的组织释放病毒颗粒,可再感染其他正常细胞,或传染给其他易感者。

受孕母亲感染后,病毒可以通过垂直传播,导致胎儿感染,引起自发性流产和婴儿早期死亡。患天花后,绝大多数人可获得终身免疫,再次患天花者极少。

3. 临床表现

（1）**全身表现**:天花的全身临床表现特点:

1）接触病毒后,经 7~14 天的潜伏期,病人开始发病,呈现发热和类似流感的症状。

2）一般在发病后的第五天,出现分散或融合的全身皮疹,比较集中在面部及四肢皮肤。皮疹逐渐从斑疹发展成脓疱疹,最后结痂并留有永久性皮肤瘢痕。

3）合并脑炎的死亡率为 50%,出血病人于发病后第六天左右 100% 死亡。

（2）**眼部表现**:大约有 5%~9% 的天花病人会出现眼部受累[1]

1）**眼睑感染**:眼睑皮肤是最常见的眼部受累部位。首先出现眼睑皮肤组织水肿,严重者可导致眼睑完全闭合。皮肤脓疱疹常发生在睑缘,愈合后导致瘢痕形成、眼睑畸形、泪小点阻塞及继发性溢泪、睑内翻倒睫、睑外翻、睑球粘连和睑缘粘连等并发症。

2）**结膜感染**:结膜炎是天花眼部常见临床表现之一,主要表现包括:

- **卡他性结膜炎**:通常在全身疾病的第五天出现,炎症随全身表现的消退而消失,但可继发细菌性结膜炎。
- **结膜下出血**:在天花出血的病例中,经常同时发生结膜下出血。
- **结膜脓疱疹**:通常发生在睑裂区球结膜,也可出现在睑结膜和泪阜区。表现为局部组织迅速坏死,伴有明显水肿与炎症,以及大量脓性分泌物;当结膜脓疱疹位于角膜缘时,可发展成角膜溃疡。

偶尔,临床上可见到以结膜炎为首诊的天花感染病人,但多发生在护理天花儿童的人员中,常因为不慎揉眼睛,将病毒带入结膜囊,首先出现结膜炎,之后病毒经结膜血管进入全身;另外,病人结膜囊分泌物中可携带有病毒,也可能成为传染源而感染其他易感人群。

3）**角膜感染**

- **初期**:表现为上皮性角膜炎及浅层基质的浸润和溃疡。
- **进展期**:出现角膜基质炎,盘状角膜炎和角膜粘液斑,或迁延性角膜病变。
- **晚期**:可继发细菌性角膜溃疡或穿孔,导致眼球萎缩,或弥漫性角膜白斑形成。

4）**天花病毒导致眼部疾病谱如下**：

眼睑皮肤疱疹、结膜炎、角膜炎、虹膜炎、脉络膜炎、玻璃体混浊、视神经炎，以及炎症消退后遗留的虹膜和睫状体局灶性萎缩。

4. **诊断**

（1）**临床诊断**：根据接触史，全身及眼部临床表现，即可进行临床诊断。

（2）**病原学诊断**：根据实验室检查进行诊断，主要实验室检查方法包括：

1）病灶的刮片细胞学检查：可见典型的上皮细胞的细胞质内包涵体。

2）免疫荧光法：检测血清中天花病毒抗体。

3）病毒培养：培养分离出病毒是病原学诊断的金标准。

4）电子显微镜观察：观察组织中的病毒结构，进行病毒鉴定。

5. **治疗**

（1）**急性期治疗**：目前尚无针对天花病毒有效的抗病毒药物，因此，对于临床治疗主要是对症治疗。

1）**一般治疗**：包括卧床休息、营养及加强护理、对症处理等。

2）**眼局部治疗**

①对症治疗：包括散瞳和缓解炎症刺激导致的眼部疼痛。

②预防性抗生素治疗：给予抗生素滴眼液，如 0.3% 左氧氟沙星滴眼液，或 0.5% 左氧氟沙星滴眼液，或 0.3% 加替沙星眼用凝胶，每日 3~4 次，晚间给予红霉素眼膏，预防细菌继发感染。预防性抗生素眼药的应用，需要持续到角膜溃疡完全愈合后再停用。

（2）**并发症的治疗**

1）穿透性角膜移植术治疗粘连性角膜白斑。对于儿童的角膜白斑应及时手术治疗，以避免不可逆性弱视的形成。

2）眼睑畸形矫正对于结膜和眼睑瘢痕、睑球粘连、眼睑闭合不全等后遗症，应及时通过眼部整形手术给予治疗。

6. **预防**

1980 年世界卫生组织宣布全球根除天花后，1982 年 1 月 1 日世界卫生组织修订了《国际卫生条例》，不再需要为国际旅客接种天花疫苗。需要指出的是，虽然流行性天花不可能再次发生，但仍然需要警惕个别病例的发生。

二、牛痘病毒性角膜炎

1. **病原学**　牛痘病毒（cowpox virus）属于痘病毒科，为 DNA 病毒，在鸡胚囊膜上培养时，能产生病毒特异性血细胞凝集素。牛痘病毒在干燥的环境下易失活，但紫外线或 X 射线却可将其激活。

2. 病理机制　牛痘是原发在牛身上的一种传染病,由牛痘病毒感染所致。牛感染牛痘病毒后,主要表现乳头及乳房急性炎或溃疡。人类通过直接接触可感染此病毒,感染者多限于挤奶工等特殊职业人群。但是,也曾有经家猫或啮齿类动物传播,导致人感染牛痘病毒的报道[2-4]。

临床上更为关注的是在牛痘病毒减毒疫苗接种时感染此病毒。正常人感染减毒牛痘疫苗病毒后,一般全身症状轻微,然而,如果疫苗病毒接触到眼部,则可以引起明显的眼部感染,如眼睑炎、结膜炎、角膜炎及虹膜炎等。

由于牛痘病毒与人类天花病毒具有相同性质的抗原,因此,人类感染牛痘病毒,或接种减毒牛痘病毒疫苗后,可获得持久的抵抗人类天花病毒的免疫力。

3. 临床表现

（1）**全身表现**

1）牛痘病毒感染后,全身主要表现为皮肤牛痘性、弥漫性皮疹,其死亡率为 2%~10%,最常发生在 2 岁以下的儿童。

2）在初次预防接种牛痘减毒疫苗时,正常人在接种局部的皮肤会出现弥漫性皮疹,但是一般症状轻,预后良好。

3）少数接种牛痘减毒疫苗后,可发生皮肤坏疽痘,或坏死性牛痘,尤其是在免疫缺陷者容易发生,严重者可导致被接种侧肢体的组织坏死。

4）感染牛痘病毒后,少数人可发生脑炎,其死亡率为 30%,另有 20% 的病人可能发生永久的脑炎后遗症。

（2）**眼部表现**：眼部牛痘病毒感染多发生在以下三种情况：

- 初次接种疫苗时,发生眼部感染。
- 再次接种疫苗时,发生眼部感染,多发生在免疫功能低下者。
- 接种牛痘的部位（通常是手臂）意外接触到眼部导致感染。

调查发现接种疫苗后,眼部发生感染的比例为百万分之十到百万分之二十[1],而且眼部感染最常见于儿童,其中超过 50% 是 4 岁以下的儿童。

1）**眼睑感染**：眼睑皮肤是最常累及的部位。通常在皮疹的基础上,可出现单个或多个伴有红斑的脓疱,且伴有眼睑水肿及局部淋巴结肿大。严重者出现睑缘皮肤溃烂,个别病人的脓疱可累及眼睑皮肤深层,发展为眼眶或眶周蜂窝织炎,此时,病人会出现发热等全身症状。眼睑病变一般在 10 天内自愈,多数会遗留明显的皮肤疤痕和睫毛脱失。

2）**结膜感染**：结膜感染主要表现为化脓性结膜炎,无结膜滤泡形成。严重者可形成结膜溃疡,或结膜肉芽肿形成。结膜刮片细胞学检查可见多量中性粒细胞,炎症消退后,可遗留睑球粘连和泪小点阻塞。

3）**角膜感染**

- 初期表现为角膜浅层上皮混浊,后发展成粗点状上皮缺损,或扩大成溃疡。角膜病变形态可表现为树枝状,类似单纯疱疹病毒感染,也可表现为圆形上皮下或浅基质层浸润,类似于流行性角结膜炎。
- 严重的病人可发生角膜基质溃疡、基质坏死,甚至角膜穿孔。角膜基质浸润可能向角膜周边区扩展,诱发角膜新生血管形成[2]。
- 部分病人的角膜上皮炎迁延数周至数月后,逐渐发展成盘状角膜炎,表现为角膜基质和上皮水肿及角膜后 KP。
- 角膜炎消退后,多遗留角膜云翳,18%的病人会留有永久性角膜白斑。

4）**其他眼组织感染**:在角膜炎活动期间,可同时伴发虹膜炎,少数病人可迁延成慢性虹膜炎。个别种痘后脑炎的病人可发生视神经炎,或眼外肌麻痹。

4. 诊断

（1）**临床诊断**:牛痘病毒性角膜炎临床诊断主要依据:

1）近期有牛痘疫苗接种史,或接触牛痘病毒感染病人的病史。
2）疫苗接种或接触病人后 3～10 天发病,典型的皮疹及脓疱疹。
3）角膜及其他眼部表现。

（2）**病原学诊断**

1）刮片细胞学检查:用吉姆萨染色,可在上皮细胞质内发现包涵体。
2）免疫学方法:可用于快速检测。
3）牛痘病毒的培养:通过组织细胞培养或鸡胚尿囊膜培养,可培养与分离出病毒。
4）血抗体检测:检测血清中和抗体、补体或血凝抑制抗体的滴度。
5）电子显微镜检查:确认或鉴定病毒种类。

5. 鉴别诊断

临床上需要鉴别的疾病包括:

- HSV 感染引起的眼睑皮肤疱疹、结膜炎及角膜炎;
- 金黄色葡萄球菌的眼睑感染;
- 其他病毒感染所致的皮肤疱疹。

鉴别诊断中,接触牛痘病毒感染病人的病史或近期接种过牛痘病毒减毒疫苗史,是重要的鉴别要点。

6. 治疗

对于大多数免疫功能正常的病人,牛痘病毒感染的全身临床表现过程具有自限性。

眼部治疗主要包括：

（1）抗病毒药物

1）以往应用碘苷（IDU）滴眼液，每日 3~4 次，可有效治疗牛痘角膜炎。

2）也可应用阿糖腺苷滴眼液，或曲氟尿苷滴眼液，每日 3~4 次。

3）干扰素滴眼液，每日 3~4 次，作为联合用药，并可有一定的预防作用。

4）有报道表明，西多福韦可抑制牛痘病毒的复制[5]。

（2）糖皮质激素治疗：对于角膜基质炎的病人，在角膜上皮完整时，可在抗病毒药物治疗的同时，联合应用糖皮质激素滴眼液治疗，如 0.1%氟米龙滴眼液，每日 2~3 次。

（3）散瞳：对于伴有虹膜炎的角膜基质炎的病人，需散瞳治疗。

（4）抗生素治疗：对于继发细菌感染的病人，应给予广谱强效的抗生素滴眼液治疗，如 0.5%左氧氟沙星滴眼液，或 0.3%加替沙星眼用凝胶，每日 4~6 次。

对于角膜上皮缺损或角膜溃疡的病人，应预防性给予抗生素滴眼液，如 0.3%妥布霉素滴眼液，或 0.3%左氧氟沙星滴眼液，或 0.3%氧氟沙星滴眼液，每日 2~3 次，晚间涂抗生素眼膏，如红霉素眼膏，或妥布霉素眼膏。

（张爱雪　孙旭光）

参 考 文 献

1. Semba RD. The ocular complications of smallpox and smallpox immunization. Arch Ophthalmol. 2003. 21（5）：715-719.

2. Kinnunen PM，Holopainen JM，HemmiläH，et al. Severe Ocular Cowpox in a Human，Finland. Emerg Infect Dis. 2015. 21（12）：2261-2263.

3. Baxby D，Bennett M，GettyB. Human cowpox 1969-93：a review based on 54 cases. Br JDermatol. 1994. 131（5）：598-607.

4. Haller SL，Peng C，McFadden G，et al. Poxviruses andthe evolution of host range and virulence. Infect Genet Evol，2014，21：15-40.

5. SybilleGraef，MD；Andreas Kurth，PhD；Claudia Auw-Haedrich，MD；et al Clinicopathological Findings in Persistent Corneal Cowpox Infection. *JAMA Ophthalmol*，2013，131（8）：1089-1091.

第五节　新城疫病毒性角膜炎

一、病　因　学

新城疫病毒（newcastle disease virus）于 1927 年在英国首次被分离发现，属于副黏液病毒科，为 RNA 病毒，直径大小为 80~120nm，该病毒主要感染家禽或鸟类,引起腹泻、肠出血、肺炎,以及眼及鼻分泌物增多等。

新城疫病毒传染性强,主要通过接触感染的家禽,或鸟类的口鼻分泌物、排泄物、血液及蛋卵等进行传播。极少数情况下,该病毒也可感染人类,引起脑炎和肠胃炎等。虽然人感染该病毒后,由病人再感染他人的病例极为罕见,但已有报道[1]。

Ingalls WL 于 1949 年、Gustafson DP 于 1951 年先后报道了从人眼部分离出新城疫病毒[2-3],并发现该病毒可导致急性滤泡性结膜炎和角膜炎,目前报道的新城疫病毒感染病例,主要为从事禽类加工的工人、兽医及相关实验室研究人员等[4-5]。

二、临床表现

1. **全身表现**　病人多有发热、头疼及全身疲倦感等。

2. **眼部表现**　主要包括:

- 滤泡性结膜炎:结膜充血,结膜滤泡形成,水样分泌物,伴耳前淋巴结肿大,偶见结膜下出血[5]。
- 角膜病变:比较少见,主要表现为浅层点状角膜炎及角膜上皮下浸润,多无新生血管形成。
- 其他眼部表现:如调节力下降及视力减退等。

一般情况下,人类感染新城疫病毒后的全身临床症状较轻,并具有自限性,多在 1~2 周内自愈。

三、诊　　断

1. 临床诊断　主要根据家禽或鸟类接触史、全身临床表现,以及急性滤泡性结膜炎或角膜炎进行临床诊断。

2. 病原学诊断　主要依据结膜标本的病毒核酸检测及血清特异性抗体检测。

四、治　　疗

目前,缺乏特异性抗新城疫病毒的药物,临床治疗为对症治疗,主要包括缓解症状与预防继发性感染。

1. 人工泪液　如 0.1% 玻璃酸钠滴眼液等,每日 3~4 次,临床症状完全消除后停用。

2. 糖皮质激素滴眼液　如 0.1% 氟米龙滴眼液,或 0.02% 氟米龙滴眼液,每日 2~3 次,待炎症消退后停用。

3. 非甾体抗炎药滴眼液 对于不适于应用糖皮质激素滴眼液的病人,可给予非甾体抗炎药滴眼液,如 0.1% 双氯芬酸钠滴眼液,或 0.1% 普拉洛芬滴眼液,每日 1~2 次,炎症消退后停用。

4. 抗生素滴眼液 对于角膜炎的病人,应预防性给予抗生素滴眼液治疗,如 0.3% 妥布霉素滴眼液,或 0.3% 氧氟沙星滴眼液,每日 3~4 次,待炎症控制后停用。

【治疗注意点】新城疫病毒的眼部感染一般可在 2 周内痊愈,并不留后遗症,但是,个别病人的角膜上皮下浸润可能会持续达数月以上,因此,对此类病人的药物治疗疗程应相应延长。

(张爱雪　孙旭光)

参 考 文 献

1. 大橋裕一,望月學. 眼微生物事典 compendium if ocular microbiology,1996,廣濟堂:株式会社;90.

2. Gustafson DP, Moses HE. IsolationofNewcastle disease virusfrom theeye of ahumanbeing. J Am Vet Med Assoc. 1951. 117(886);1-2.

3. Ingalls WL, Mahoney A. Isolation of the virus of Newcastle disease from human beings. Am J Public Health Nations Health. 1949. 39(6);737-740.

4. Mustaffa-Babjee A,Ibrahim AL,Khim TS. A case of human infection with Newcastle disease virus. Southeast Asian J Trop Med Public Health. 1976. 7(4);622-624.

5. Shimkin NI. Conjunctivalhaemorrhage due to an infection of Newcastle virus of fowls in man; laboratory and contact infection. Br J Ophthalmol. 1946. 30;260-264.

第六节　流感病毒性角膜炎

流感病毒是迄今为止人类感染概率最高的病毒,世界各地均有流感流行,1918 年西班牙大流感曾夺去了至少 2 000 万人的生命。流感病毒的最大特点之一为变异性强,人类普遍易感。

流感病毒导致的眼部病变主要为结膜炎,偶尔也可导致角膜炎。另外,已有报道 A 亚型流感病毒可引起视网膜炎、黄斑水肿、视神经炎及调节麻痹[1]。

一、病　原　学

流感病毒(influenza virus)属于正黏液病毒科,为 RNA 病毒,直径为 80~120nm,为呼吸道常见病毒,除了感染人类之外,还可导致家畜及鸟类感染。引起人类流感的病毒主要为人流感病毒,但是已经有猪流感病毒和禽流感病毒感染人的报道。

根据其抗原性,人流感病毒被分为甲、乙、丙三型。由于流感病毒抗原性的不断变化,导致人类感染后不能获得终身的免疫。

流感病毒通常通过飞沫,或接触分泌物传播,病毒在支气管和毛细支气管上皮细胞内复制,导致上呼吸道及肺部感染症状,另外,病毒也可在机体其他器官组织内复制与增生。值得注意的是,已有动物实验证实,眼表可作为病毒复制的潜在部位,也可能成为引起呼吸道感染的入侵门户[2]。

二、临床表现

1. 全身表现　突发性发热、寒战、肌肉酸痛、食欲减退及头痛等。
2. 眼部表现

（1）结膜炎:在大多数病例中,流感病毒可导致轻度卡他性结膜炎,不需任何治疗,可以自愈。
（2）角膜炎:很少见。
（3）葡萄膜炎、视网膜出血和视神经炎罕见。

三、诊　断

1. 临床诊断　根据流感接触史、群体发病、以及典型的流感临床表现,可以确立临床诊断,对于临床诊断流感的病人,如果同时出现眼部症状,应认真进行眼部检查,及早发现流感病毒所致的结膜炎或角膜炎。

2. 病原学诊断　主要依靠病毒抗原检测、血清病毒抗体检测及病毒分离培养。

四、治　疗

1. 全身治疗
（1）一般治疗:注意隔离,卧床休息、多饮水、补充维生素、注意口鼻卫生。
（2）对症治疗:对于高热病人采取物理或药物降温处理。
（3）抗病毒药物治疗:目前尚缺乏有效的抗流感病毒的药物,临床可试用金刚烷胺、金刚乙胺、扎那米韦、干扰素α以及抗病毒中药治疗。

2. 眼局部治疗
目前缺乏特异性眼局部抗该病毒的药物,临床以对症治疗与预防继发性感染为主。
（1）对于一般结膜炎病人可给予:抗生素滴眼液,如0.3%妥布霉素滴眼液,或0.3%氧氟沙星滴眼液,每日3～4次,炎症控制后停用。人工泪液,如0.1%玻璃酸钠滴眼液等,每日3～4次,临床症状消除后停用。
（2）对于伴有角膜炎的病人,且无角膜上皮缺损,可同时给予糖皮质激素滴眼液,如 0.1% 氟米龙滴眼液,或 0.02% 氟米龙滴眼液,每日 2~3 次,待炎症消退后停用。

（孙旭光）

参 考 文 献

1. 大桥裕一,望月学.眼微生物事典 compendium if ocular microbiology. 1996. 廣濟堂:株式会社:69.

2. Belser JA,Gustin KM,Maines TR. Influenza virus respiratory infection and transmission following ocular inoculation in ferrets. PLoSPathog. 2012;8(3):e1002569.

第七节　腮腺炎病毒性角膜炎

流行性腮腺炎是由腮腺炎病毒引起的全身病毒感染性疾病,多见于儿童,约三分之一为亚临床感染;流行性腮腺炎具有自限性,其典型的临床表现为发热、一侧或双侧非化脓性腮腺炎。

流行性腮腺炎也可偶见于青壮年,炎症程度往往较儿童重,且易发生全身其他系统的疾病。流行性腮腺炎痊愈后,病人可获得终身免疫力。

一、病 原 学

腮腺炎病毒属于副黏液病毒科,为 RNA 病毒,直径大小为 120~250nm。人类是腮腺炎病毒唯一的自然宿主,虽然人群普遍易感,但是多数病人为儿童。腮腺炎病人与隐性感染者为该病的传染源,病毒主要通过飞沫经呼吸道进行传播。

病毒在呼吸道黏膜及所属淋巴结内增生,之后进入血循环引起病毒血症,病毒随血液到达全身靶器官组织,其中以唾液腺,尤其是腮腺,被感染的概率最高。附睾-睾丸炎和脑膜炎是腮腺炎的两个重要并发症。

腮腺炎病毒导致的眼部感染较为少见,文献报道的眼部疾病包括:

- 泪腺炎,
- 结膜炎及 Tenon 囊炎,
- 巩膜炎,
- 角膜炎,
- 葡萄膜炎、视神经炎、视网膜炎及视网膜中央静脉阻塞,
- 调节麻痹,以及眼外肌麻痹等[1-2]。

二、临 床 表 现

1. 全身表现　发热、头疼、疲乏,肌肉酸痛等。腮腺肿大,其周围软组织水

— 125 —

肿,局部触痛明显。全身表现一般在 10~14 天消退。

2. 角膜炎　一般在病毒感染后 5 天左右出现,多为单眼受累,主要表现为:

- 点状角膜上皮病变,
- 角膜水肿,可同时伴有前葡萄膜炎,
- 角膜溃疡,
- 盘状角膜炎,
- 硬化性角膜炎[3],
- 角膜内皮炎[4]。

【注意点】部分病人患角膜内皮炎后,角膜内皮细胞数量会明显减少。一般情况下无角膜新生血管形成,故角膜炎症消退后,多数病人的视力可恢复[5]。

三、诊　　断

1. 临床诊断

（1）腮腺炎的诊断:主要根据流行情况、接触史、全身表现及腮腺肿大的特征进行临床诊断。

（2）腮腺炎病毒性角膜炎的诊断:对于临床诊断流行性腮腺炎的病人,如果出现眼红及刺激症状者,应注意眼部检查,及时发现结膜及角膜病变。根据全身腮腺炎的临床表现和角膜体征,可以进行临床诊断。

2. 病原学诊断

主要依据血清或尿淀粉酶测定、血清抗体及补体结合试验、血凝抑制试验、以及细胞培养分离与鉴定病毒。

四、治　　疗

1. 全身治疗

（1）一般治疗:对病人进行隔离、卧床休息、流质饮食、注意口腔卫生及液体补充。

（2）全身糖皮质激素药物:对于有严重并发症的病人可短期应用。

【全身治疗注意点】

- 全身治疗方案的具体制定应请内科医生会诊后具体确定。
- 抗生素及磺胺类药物对此病无效,可配合中药治疗。
- 对于可疑附睾-睾丸炎和脑膜炎的病人,应及时请内科会诊。
- 腮腺炎病毒减毒活疫苗具有有效的预防作用。

2. 眼局部治疗

（1）局部糖皮质激素治疗:对角膜内皮炎,或同时伴有虹膜炎,或巩膜炎的病人,一般给予 0.1%氟米龙滴眼液,或 0.5%氯替波诺滴眼液,每日 3~4 次;

严重者给予 1%泼尼松龙滴眼液,每日 4~6 次,晚间涂妥布霉素地塞米松眼膏(一般一周后停用妥布霉素地塞米松眼膏)。炎症控制后逐步减少滴眼液次数,待炎症完全消退后,需巩固治疗 1~2 周再停用。

（2）散瞳:对于角膜水肿严重,或伴有前葡萄膜炎病人,给予 1%阿托品眼膏散瞳,每日 1 次,连续 1 周。

（3）人工泪液:如 0.1%玻璃酸钠滴眼液,或小牛血去蛋白眼用凝胶等,每日 3~4 次,待角膜损伤完全修复后停用。

（张爱雪　孙旭光）

参 考 文 献

1. Fields J. Ocular manifestations of mumps. Am J Ophthalmol. 1947. 30:591-595.
2. 大橋裕一,望月學,眼微生物事典 compendium if ocular microbiology. 1996. 廣濟堂:株式会社:69.
3. Mickatavage R,Amdur J. A case report of mumps keratitis. Arch Ophthalmol. 1963. 69:758-759.
4. Singh K,Sodhi PK. Mumps-induced corneal endotheliitis. Cornea. 2004,23(4):400-402.
5. Krachmer JH,Mannis M J,Holland EJ. Cornea:fundamentals,diagnosis and management. New York:Mosby,Elsevier,2011,1005-1006.

第八节　Thygeson 浅层点状角膜炎

1950 年 Thygeson 首次报道了 Thygeson 浅层点状角膜炎(Thygeson Superficial Punctate Keratitis),该病为一种双眼发病、反复发作性、浅层点状角膜上皮炎性病变,而病人一般不伴有明显的结膜炎症。

Thygeson 最初描述的 Thygeson 浅层点状角膜炎具有以下临床特点:

1. 双眼反复发作性、角膜上皮表层粗糙点状混浊。
2. 症状和体征反复发作可达在数月至数年。
3. 一般炎症消退后,角膜不留云翳。
4. 局部或全身应用抗生素或磺胺类药物治疗无效。
5. 眼局部糖皮质激素治疗可明显有效的控制病情[1,2]。

然而,近年来的研究发现,Thygeson 浅层点状角膜炎也可单眼发病,而且在反复发作、病程迁延的病人中,炎症消退后也可见到角膜上皮下,或浅基质层云翳或瘢痕形成[3-5]。

一、病　因　学

目前,对 Thygeson 浅层点状角膜炎病因尚不明确,一般认为该病的发生可能与以下两个因素有关:病毒感染与机体免疫反应。

虽然已有报道从病人角膜上皮中分离检测出水痘-带状疱疹病毒,但是病毒感染学说仍需进一步研究结果加以证实[6,1]。

二、流　行　病　学

Thygeson 浅层点状角膜炎并不常见,其发病年龄一般多在 20~30 岁之间,但是从 2.5 岁的幼儿到 70 岁以上的老年人,均可发病;女性病人的比例稍大于男性,但也有报道该病并无性别的差异。由于目前尚缺乏大宗病例报道以及以人群为基础的流行病学调查,该病的发病率以及性别差异尚不明确。

2015 年北京市眼科研究所姜超等报道了 21 例 Thygeson 浅层点状角膜炎,其中女性 12 例,男性 9 例,发病年龄在 4~62 岁,平均年龄 31 岁;双眼发病的 17 例,占 81.0%,单眼发病的 4 例,占 19.0%,一般病程为 5~10 年[7]。

三、临　床　表　现

1. **症状**　常同时双眼急性发病,病人有明显的刺激症状,包括:眼疼、畏光流泪、异物感,以及视物模糊等。

2. **体征**　典型的角膜体征包括:

- 粗糙的浅层点状角膜上皮混浊,病灶呈类圆形或椭圆形,位于上皮层内,并微隆起(图 5-8-1 和图 5-8-2);
- 角膜病灶区荧光素染色阳性(图 5-8-3),无角膜新生血管形成;
- 不伴有明显的结膜充血。

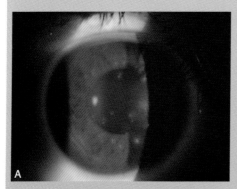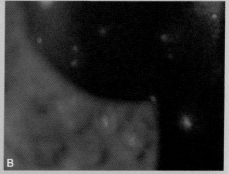

图 5-8-1　Thygeson 浅层点状角膜炎
A. 粗糙的浅层点状角膜混浊,类圆形或椭圆形;B. 高倍放大下角膜点状混浊(×100)。

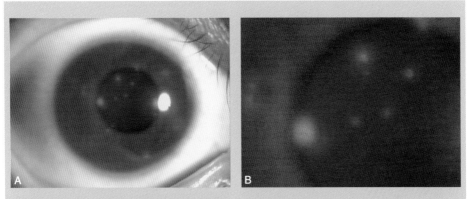

图 5-8-2　Thygeson 浅层点状角膜炎
A. 粗糙的浅层点状角膜混浊,类圆形或椭圆形;B. 高倍放大下角膜点状混浊(×100)。

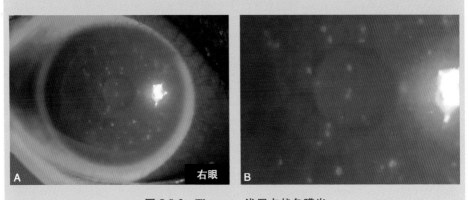

右眼

图 5-8-3　Thygeson 浅层点状角膜炎
A. 粗糙的浅层点状角膜混浊,荧光素染色阳性;B. 高倍放大下角膜点状混浊,荧光素染色阳性(×100)。

　　3. 角膜激光共聚焦显微镜下的组织影像学改变　在角膜激光共聚焦显微镜下,Thygeson 浅层点状角膜炎病灶区表现为:角膜上皮层内簇集的高反光圆点;上皮下大量活化的朗格罕氏细胞(图 5-8-4)。角膜上皮层簇集成团的高反光圆点,与裂隙灯下角膜上皮层的点状混浊部位相对应,为本病在角膜共聚焦显微镜下特征性表现,有辅助诊断及治疗效果评价的意义[7]。

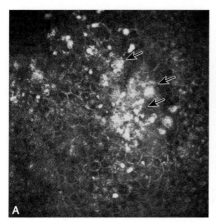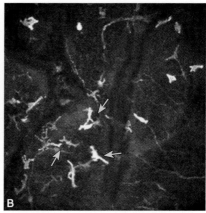

图 5-8-4　Thygeson 浅层点状角膜炎,角膜激光共聚焦显微镜图像

A:角膜上皮层多个高反光圆点簇集成团(红色箭头所示);B:上皮基底细胞层多量活化朗格汉斯细胞(黄色箭头所示)。

四、诊断与鉴别诊断

1. **诊断**　主要根据临床症状与体征进行临床诊断,其主要诊断依据:

（1）双眼急性发作的刺激症状,不伴有明显的结膜充血;

（2）角膜上皮粗糙的浅层点状混浊,微隆起;荧光素染色阳性;

（3）局部糖皮质激素治疗后,角膜病变可迅速消失,一般不留痕迹。

2. **鉴别诊断**　本病主要需要与下列疾病进行鉴别诊断:

（1）**与流行性角结膜炎鉴别要点**

- EKC 多有接触史,无反复发作史;
- 有明显的结膜炎症表现,如结膜充血水肿、结膜下出血、睑结膜多量滤泡增生,结膜囊大量水样分泌物,可有结膜伪膜形成;
- 角膜上皮点状病变消退后,多留有角膜云翳或瘢痕。

（2）**与单纯疱疹病毒性角膜炎（上皮感染型）鉴别要点**

- HSK 上皮感染型多单眼发病,病变区域角膜知觉减退;
- 结膜充血明显;
- 角膜点状混浊,或上皮树枝状溃疡,树枝末端膨大;
- 急性期糖皮质激素治疗往往使病情加重。

（3）与电光性眼炎鉴别要点

- 电光性眼炎常有明确的暴露史，如电弧光接触或紫外线接触史。
- 除角膜弥散性点状病变外，结膜也可见弥散性点状染色，以及伴有明显的结膜炎症。
- 多伴有眼睑皮肤潮红、肿胀。
- 用表面麻醉剂和人工泪液治疗后，一般1~2天恢复正常。

五、治　疗

Thygeson浅层点状角膜炎的治疗以局部药物治疗为主。

1. **糖皮质激素滴眼液**　一般选择低浓度糖皮质激素滴眼液治疗，如0.1%氟米龙滴眼液，每日3~4次，或0.5%氯替泼诺滴眼液，每日2~3次，一周后可根据病情逐步减少使用次数，当角膜点状混浊完全消失后，糖皮质激素滴眼液改为每日1次，再维持治疗1~2周停药，避免复发。

【治疗注意点】糖皮质激素治疗期间，应注意观察眼压。如眼压升高，可给予降眼压药物治疗，降眼压药物治疗3天后，仍不能有效控制眼压者，应停用糖皮质激素滴眼，改用0.05%环孢霉素A滴眼液，每日2~3次治疗。

2. **抗病毒药物**　糖皮质激素治疗的同时，可联合使用抗病毒药物，如0.15%更昔洛韦眼用凝胶，或0.1%更昔洛韦滴眼液，或0.1%阿昔洛韦滴眼液，每日2~3次；一周后改为每日1~2次，待角膜炎症消失后停用。

3. **眼表保护剂**　如小牛血去蛋白提取物眼用凝胶，每日4次，或不含防腐剂的玻璃酸钠，每日4~6次，减少患者刺激症状，并有利于角膜上皮的修复。

4. **免疫抑制剂**　对于频繁发作及糖皮质激素治疗效果不佳的病人，可联合0.05%环孢霉素A滴眼液，每日2~3次治疗，或单独应用0.05%环孢霉素A滴眼液治疗，此类病人治疗疗程应适当延长，以减少复发。

六、典型病例

1. 主诉与病史　患者，女，9岁。因"双眼异物感3个月"就诊。否认既往眼病史、配戴角膜接触镜及外伤手术史。

2. 眼科检查　双眼结膜充血不明显，角膜上皮点状混浊，微隆起，荧光素染色阳性，余未见异常，见图5-8-5和图5-8-6。

3. 临床诊断　双眼Thygeson浅层点状角膜炎。

4. 治疗过程　给予0.5%氯替泼诺滴眼液，每日2次，0.15%更昔洛韦眼用凝胶，每日3次治疗。2周后复诊，双眼角膜上皮点状混浊完全吸收（图5-8-7和图5-8-8），眼压右眼14mmHg，左眼16mmHg，嘱0.5%氯替泼诺滴眼液改为每日1次，0.15%更昔洛韦眼用凝胶每日1次，治疗2周后停药。

　　停药后第 10 天,病人因"双眼畏光流泪"再次就诊,眼科检查发现双眼角膜上皮再次出现散在点状混浊,但是混浊点的数量少于上次发作,临床诊断:双眼 Thygeson 浅层点状角膜炎复发。给予 0.1%氟米龙滴眼液,每日 3 次,0.15%更昔洛韦眼用凝胶,每日 2 次。2 周后复诊,双眼角膜点状混浊全部吸收,两种药物均改为每日 1 次,维持治疗 3 周停药,治疗期间每周检测眼压,未见眼压升高。

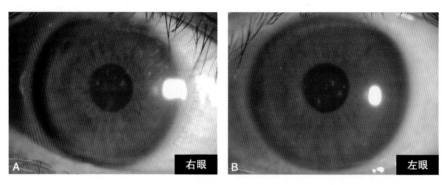

图 5-8-5　双眼 Thygeson 浅层点状角膜炎,角膜上皮点状混浊,微隆起。

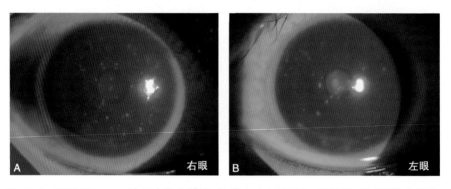

图 5-8-6　双眼 Thygeson 浅层点状角膜炎,角膜上皮点状混浊,微隆起,荧光素染色阳性。

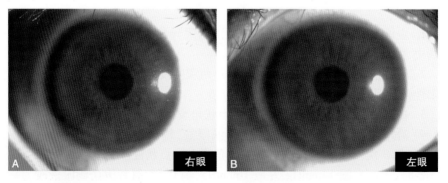

图 5-8-7　双眼 Thygeson 浅层点状角膜炎,治疗 2 周后,双眼角膜上皮点状混浊完全吸收。

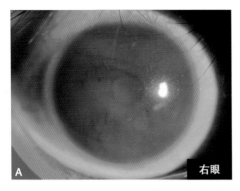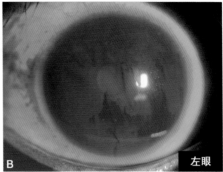

图 5-8-8　双眼 Thygeson 浅层点状角膜炎，治疗 2 周后，双眼角膜上皮点状混浊完全吸收。荧光素染色阴性。

本 节 要 点

1. Thygeson 浅层点状角膜炎可能与病毒感染及机体免疫反应有关。

2. 典型的临床表现为：
   - 双眼急性发病，刺激症状明显，但结膜充血不明显；
   - 角膜浅层上皮粗糙的点状混浊，微隆起，荧光素染色阳性。

3. 疾病容易反复发作，但局部药物治疗后，角膜点状混浊可迅速消失，一般角膜不留瘢痕。

（姜超　孙旭光）

参 考 文 献

1. 孙秉基. Thygeson 表层点状角膜炎(附四例报告). 眼科研究,1989,2:109-111.

2. Thygeson P. Superficial punctate keratitis. J Am Med Assoc,1950,144(18):1544-1549.

3. Abbott RL,Forster RK. Superficial punctate keratitis of Thygeson associated with scarring and Salzmann's nodular degeneration. Am J Ophthalmol,1979,87(3):296-298.

4. Fintelmann RE,Vastine DW,Bloomer MM,et al. Thygeson superficial punctate keratitis and scarring. Cornea,2012,31(12):1446-1448.

5. Oudova P,Filipec M. Thygeson's keratitis--clinical characteristics and therapy. CeskSlovOftalmol,2004,60(1):17-23.

6. Darrell RW. Thygeson's superficial punctate keratitis:natural history and association with HLA DR3. Trans Am Ophthalmol Soc,1981,79:486-516.

7. 姜超,王智群,张阳,等. Thygeson 浅层点状角膜炎 21 例临床分析. 中华眼科杂志,2015,51(3):173-177

第六章 病毒性结膜炎

第一节 腺病毒性角结膜炎

腺病毒是具有高度传染性的 DNA 病毒,由其引起的病毒性角结膜炎是眼科常见的传染性疾病之一。引起人类疾病的腺病毒有 52 种血清型,且分为 7 个亚组,即亚组 A~G,而导致流行性角结膜炎的主要是 D 亚组腺病毒。

在不同国家与地区,以及在不同时期的疾病流行中,导致流行性角结膜炎的腺病毒血清型有所不同;不同血清型的腺病毒可导致不同类型的角结膜炎,如血清型 3、4 和 7 型主要导致咽结膜热,而血清型 8、19 和 37 型主要导致流行性角结膜炎;不同血清型的腺病毒所导致临床表现的严重程度各异,而同样类型临床表现也可由不同血清型的腺病毒引起。

腺病毒导致的角结膜疾病主要有四种类型:

1. 咽结膜热(pharyngoconjunctival fever,PCF)
2. 流行性角结膜炎(epidemic keratoconjunctivitis,EKC)
3. 急性非特异性滤泡性结膜炎(acute non-specific follicular conjunctivitis)
4. 慢性滤泡性结膜炎(chronic follicular conjunctivitis)

一、咽结膜热

1. **概述** 咽结膜热是由腺病毒引起的急性传染性疾病,多见于儿童,眼部临床表现可双眼同时出现,也可单眼先发病。该病好发于秋冬季节,常在人群集中地,如学校、幼儿园、学生夏令营中流行。咽结膜热的典型临床表现为:高热(多高于 38~39℃)、急性咽炎、急性滤泡性结膜炎,以及伴有耳前淋巴结肿大或压痛。

2. **病因及传播途径**

(1) **病因**:最常引起咽结膜热的腺病毒血清型为血清型 3、4、7 型,少数病例也可由血清型 1、2、5 和 14 型所致[1~2]。

(2) **传播途径**:主要传播途径为:

- 手-眼直接接触传播,主要通过手直接接触病人眼部分泌物后揉眼感染。
- 病毒污染物间接接触传播,如通过被污染毛巾、枕巾,以及游泳池水等。
- 呼吸道飞沫传播(偶见)。

【注意点】在病人发病后的2~3周内,其眼部分泌物均有传染性,尤其是第一周内传染性最强。因此,对于临床诊断咽结膜热的病人,至少应该避免接触或相对隔离2~3周。

3. 临床表现　咽结膜热的潜伏期一般是5~14天,多数病人在接触病毒后的6~9天后急性发病,特别是在接触污染的水后,潜伏期较短;少数病人也可缓慢起病。

(1) **全身表现**:病人首先表现为体温骤升,可高达38℃,甚至39℃以上,同时出现咽炎等上呼吸道感染的临床表现,并伴有淋巴结肿大;发热及咽炎可持续3~10天。部分病人还可同时伴有肌肉酸痛、头痛、胃肠不适或腹泻等。

(2) **眼部表现**:多双眼同时受累,也可单眼先发病1~3天后,对侧眼发病。一般情况下,双眼的严重程度多不一致,往往先发病眼的病变严重程度较后发病眼重。

1) 症状:病人多有眼睑红肿、眼部痛痒、烧灼感和流泪等症状。

2) 常见眼部体征:

- 眼睑充血水肿,多为轻度或中度。
- 结膜浆液性分泌物,大量分泌物可导致晨起睁眼困难。
- 结膜充血水肿,以近穹隆部结膜充血最为明显(图6-1-1),少数病人可出现结膜下出血(图6-1-2),以及结膜伪膜形成(图6-1-3)。
- 结膜滤泡形成,主要出现在下睑及下穹隆部结膜,可形成较大的滤泡,或融合成横行堤状。

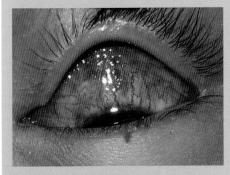

图6-1-1　咽结膜热病人,球结膜及近穹隆部结膜充血。

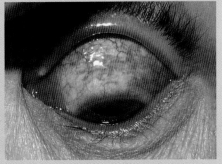

图6-1-2　咽结膜热病人,结膜充血,结膜下出血。

- 少数病人也可伴有浅层点状角膜上皮病变(图6-1-4),多出现于发病后2~7天,弥散分布的点状病灶呈荧光素染色阳性,但是,很少发生角膜上皮下浸润。

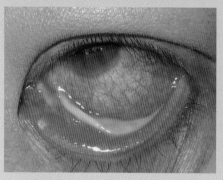

图 6-1-3　咽结膜热病人,下睑结膜伪膜形成。

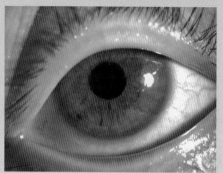

图 6-1-4　咽结膜热病人,出现浅层点状角膜上皮病变。

咽结膜热的临床表现通常持续7~10天,之后逐渐缓解,病程具有自限性,发生长期并发症者罕见。

4. **诊断**　主要根据临床表现即可诊断。

(1) **临床诊断依据**

- 发热,体温可高达38℃,甚至39℃以上。
- 同时出现咽炎等上呼吸道感染的表现,伴淋巴结肿大。
- 双眼结膜充血及滤泡形成,部分病人可出现结膜下出血,或结膜伪膜形成。

(2) **病原学诊断**:一般情况下,临床诊断即可,不需要进行病原学检查,对于疑难病例,或在需要进行临床病原学研究时,可进行病原学检查,主要方法包括:

1) 结膜刮片细胞学检查:对可疑病人行结膜刮片细胞学检查,光镜下可见大量单核细胞,同时结膜囊细菌培养多无细菌生长。

2) 病毒检测:包括病毒细胞培养、PCR、ELISA 和抗原快速检测　多用于临床研究,或病原学类型分析,一般不作为临床常规检查项目。

(3) **鉴别诊断**

1) 可伴有耳前淋巴结肿大的结膜炎主要包括:

- 咽结膜热及 EKC，
- 包涵体性结膜炎，
- 传染性软疣及其病毒性结膜炎，
- 药物毒性结膜炎，
- 超急性细菌性结膜炎(脑膜炎球菌或奈瑟淋球菌)，
- 帕里诺眼腺综合征。

2）伴有结膜伪膜或膜形成的主要病因包括：

- 细菌：白喉杆菌，乙型溶血性链球菌，肺炎球菌，奈瑟淋球菌。
- 衣原体。
- 病毒：腺病毒，单纯疱疹病毒。
- 真菌：白色念珠菌。
- 木质样结膜炎。
- Stevens-Johnson 综合征。
- 眼表化学伤。

5. 预防及治疗

（1）**预防**

1）病人应该避免去公共场所，如幼儿园、学校及工作单位，适当在家休息。

2）病人的生活用品，如毛巾、脸盆、枕巾等应该单独使用。

3）成人患病期间应避免性生活。

4）医务人员检查病人后，应做好手部及检查仪器的消毒，尤其是裂隙灯、接触式眼压计，以及 B 超探头等，避免医源性传播。

5）加强监测预报，以便早期发现传染源，防止暴发和流行[3]。

（2）**治疗**

1）**物理治疗**：急性期可予以眼部冷敷，戴墨镜减少光对眼睛的刺激等。

2）**药物治疗**：目前尚缺乏针对腺病毒确实有效的抗病毒药物，临床治疗主要是对症治疗。

a. 人工泪液：如 0.1% 玻璃酸钠滴眼液，或 0.3% 玻璃酸钠滴眼液，每日 3~4 次，使用 2~3 周；对于有点状角膜上皮病变的病人，可给予小牛血去蛋白提取物眼用凝胶，每日 3~4 次，使用 2~3 周，以减轻病人眼部刺激症状，待眼部刺激症状完全消失后停用。

b. 抗病毒滴眼液：可试用广谱抗病毒药物滴眼液，如 0.1% 利巴韦林滴眼液，每日 2~3 次，或 4% 吗啉胍滴眼液，每日 2~3 次，或重组人干扰素 α1b 滴眼液，或重组人干扰素 α2b 滴眼液，每日 2~3 次，使用 1~2 周。

c. 非甾体抗炎药:对于刺激症状重,或严重眼痛的病人,可局部联合应用非甾体抗炎药滴眼液,如 0.1%普拉洛芬滴眼液,或 0.1%双氯芬酸钠滴眼液,每日 1~2 次,使用 1~2 周,以减轻炎症及眼痛症状,但此药并不能缩短病程。

d. 局部糖皮质激素:对于咽结膜热病人局部应用糖皮质激素,一直存在争议。一般认为糖皮质激素可能导致病毒扩散或加重,故不主张应用;但是,对于以下重症病人,需要给予局部糖皮质激素治疗:

- 结膜下出血较多;
- 结膜滤泡形成明显,或结膜滤泡融合;
- 有明显结膜伪膜形成(图 6-1-3);
- 发病早期即出现浅点状角膜上皮病变,或前房炎症反应。

常用低浓度糖皮质激素滴眼液,如 0.1%氟米龙滴眼液,或 0.02%氟米龙滴眼液,每日 2~3 次,1 周后减为每日 1~2 次,再用 1 周后停用。

(3) **结膜伪膜去除**:一般情况下,小片菲薄的结膜伪膜可随炎症的减轻而逐渐吸收,不需要擦除,尤其对于年龄较小,配合度较差的幼儿,过度擦除会增加组织的损伤,且增加继发性细菌感染的概率。

对面积较大或较厚的结膜伪膜,尤其当假膜导致病人眼部刺激征加重,或可能对角膜造成摩擦损伤时,可在表面麻醉下,用棉签擦除,或用消毒镊子剥除,操作时应注意动作轻柔,对于与下面组织粘着较紧的伪膜,可分次进行剥除,以避免过度组织损伤。

咽结膜热诊治要点

1. 引起咽结膜热的最常见腺病毒血清型为血清型 3、4、7。
2. 该病具有传染性,主要通过手-眼部接触、病毒污染物接触及飞沫传播。
3. 多见于儿童,典型的临床表现为高热(多高于 38℃或 39℃)、急性咽炎、急性滤泡性结膜炎,以及伴有耳前淋巴结肿大或压痛。
4. 临床诊断依据为高热、咽炎等上呼吸道感染,以及双眼急性滤泡性结膜炎的临床表现。
5. 一般急性期病程为 7~10 天,之后逐渐缓解,疾病具有自限性。
6. 以对症治疗为主,应注意适当隔离病人,避免传染他人。

(龙琴 王静怡 陈晨)

参 考 文 献

1. Artieda J,Pineiro L,Gonzalez M,et al. A swimming pool-related outbreak of pharyngoconjunctival

fever in children due to adenovirus type 4, Gipuzkoa, Spain, 2008. Euro Surveill, 2009, 14(8): 442-449.

2. Ishiko H, Shimada Y, Konno T, et al. Novel human adenovirus causing nosocomial epidemic kera-toconjunctivitis. Journal of Clinical Microbiology, 2008, 46(6): 2002. DOI: 10. 1128/JCM. 01835-07.

3. Gottsch J D. Surveillance and control of epidemic keratoconjunctivitis. Transactions of the American Ophthalmological Society, 1996, 94: 539-587.

二、流行性角结膜炎

1. **概述**　流行性角结膜炎(epidemic keratoconjunctivitis, EKC)是腺病毒导致的、最常见的传染性角结膜炎,1899 年 Fuchs 首次报道了 EKC,并发现其可以导致流行,甚至暴发流行。

流行性角结膜炎的临床表现主要是双眼急性起病、急性滤泡性结膜炎、部分病人可出现点状角膜上皮病变和角膜上皮下点状或圆形浸润,以及伴有耳前淋巴结肿大或压痛,其传染性极强,可在人群中迅速蔓延,多在学校、幼儿园,甚至眼科诊所中形成暴发流行;即使在非流行季节,临床上也常有散发病例。

2. **病因与危险因素**

(1) **病因**:流行性角结膜炎是由人类腺病毒(human adenoviruses, HAdVs)感染所致,该病毒于 1955 年由 Jawetz 等首次分离成功(血清 8 型),是一种双链 DNA、无包膜的小型病毒,直径 70～90nm。根据免疫学及生物学的特性,现已经发现了腺病毒的 52 个血清型,且分为 7 个亚组(亚组 A～亚组 G)。该病毒感染人体后,其核酸并不整合于宿主 DNA 序列中,因此,目前尚未明确证实该病毒在人体内有潜伏性。

导致流行性角结膜炎最常见的腺病毒血清型是血清型 8、19 和 37 型,超过 80% 病人是腺病毒血清型 8 感染所致[1,2],并且该型导致的结膜炎症一般比较严重,常引起结膜下出血、结膜假膜形成和角膜上皮病变。其他血清型,如血清型 3、4、7、9、15、53 和 54 型等也可致病[3,4],两种血清型混合感染的病例也已有报道。

> **眼科常见的腺病毒株分布在 B、E 和 D 亚组**
> B 组血清型 3、7、11 及 E 组血清型 4 常引起咽结膜热(PCF)
> D 组血清型 8、19、37 常引起流行性角结膜炎(EKC)

(2) **危险因素**:流行性角结膜炎常发生于接触公共场所较频繁的人群,年龄多在 20～40 岁,夏季最多见,多呈散发或小范围流行,但是也可呈暴发流行。

腺病毒对环境因素具有高度抵抗性,耐干燥及高温,对不同理化消毒方法的耐受性强,可在干燥界面,如桌面及门把手表面等,保留很强的致病性达 8 周;在公共物品,如旅店毛巾等,以及水中均能长时间存活并具有传染性[5]。

EKC 的主要传播途径是人与人接触传播,病人眼部分泌物是主要的传染源;另外,被病毒污染的物品,如毛巾、枕巾,以及游泳池水也是重要的传染源;少数病人可由性接触传播;在医院或诊所中的传播,多通过被病毒污染的眼科仪器,尤其是接触式眼压计、眼科器械,以及滴眼液瓶口等。

3. 病理机制

(1) **细胞裂解性感染**:当病毒感染上皮细胞后,可利用宿主细胞的代谢系统繁殖子代病毒,当大量子代病毒成熟后,宿主细胞即被病毒裂解而死亡,同时大量病毒颗粒被释放,据研究发现,一次细胞裂解即可释放 $10^4 \sim 10^6$ 个新病毒颗粒,再感染周围的正常细胞。EKC 的感染多为此种类型。

(2) **细胞隐性感染**:病毒侵及淋巴细胞后,可在细胞内较缓慢地增生,每次只有少量的病毒颗粒被释放到细胞外,死亡细胞很快被正常细胞所代替,受累组织的炎症反应呈慢性迁延性。腺病毒除了导致角结膜炎外,还引起呼吸道疾病、胃肠炎及膀胱炎等多种疾病。

4. 临床表现　流行性角结膜炎的潜伏期为 4~10 天,平均 7 天,发病前可有轻度的流感样前驱症状。大部分病人先单眼发病,2~5 天后超过 70% 的病人会有对侧眼受累[6],临床上发现后发病眼往往临床表现较轻。病情于发病后 5~7 天达到高峰,然后逐渐减轻,一般病程为 2 周,少数血清型病毒导致的流行性角结膜炎病程可达 3 周;虽然流行性角结膜炎病人的眼部临床表现比咽结膜热重,但是病人很少伴有高热及上呼吸道感染。

(1) **眼部症状**:主要包括:眼刺激征,如眼红、疼痛、流泪、畏光,以及异物感等,在发病早期,病人的症状往往很明显,甚至可出现短暂的角膜知觉减退[7],严重者视力下降。

(2) **眼部体征**:典型体征为:

1) 结膜高度充血水肿(图 6-1-5),结膜下小出血点,或者片状出血(图 6-1-6)。
2) 结膜大量滤泡形成(图 6-1-7)及少量结膜乳头增生,以下睑结膜和下穹隆结膜为重。水样分泌物增多,严重者可有血性分泌物。
3) 严重者睑结膜可有伪膜形成(图 6-1-8),在炎症消退后,极少数病人有结膜瘢痕或局限性睑球粘连形成[8]。
4) 多数病人伴有耳前淋巴结肿大及压痛。
5) 约有 50% 的病人伴有点状角膜上皮病变,常于发病数天后出现,但是,少数病人可在结膜炎逐渐消退时出现。

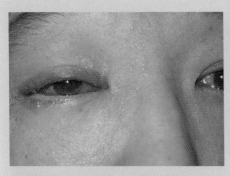
图 6-1-5　EKC 病人,眼睑肿胀充血,结膜充血。

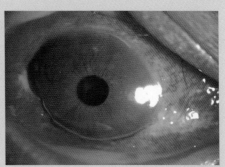
图 6-1-6　EKC 病人,球结膜高度充血水肿,结膜下出血。

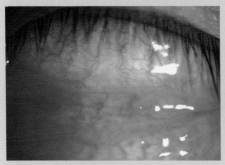
图 6-1-7　EKC 病人,下睑结膜充血,结膜滤泡形成。

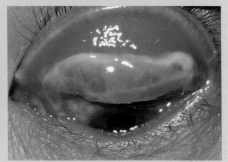
图 6-1-8　EKC 病人,上睑结膜高度充血,伪膜形成。

5. 临床表现分期

（1）**EKC 临床分期**:临床上 EKC 可分为 3 期。

1）**早期(结膜期)**:发病 1 周左右,以结膜炎为主,少数病人可出现角膜浅层上皮散在、细小的点状浑浊,浑浊区上皮微隆起,荧光素染色阴性。

2）**进展期(角结膜期)**:发病后 1~2 周,结膜炎症逐步减轻,角膜上皮出现点状浑浊,并逐渐融合,浑浊病灶表面变为粗糙(图 6-1-9),可伴有上皮下浸润,荧光素染色阳性。

3）**迁延期(角膜期)**:在结膜炎症完全消退后,角膜上皮及上皮下病变可反复发作,迁延数周、数月,甚至数年,主要表现为角膜上皮细颗粒样浑浊、角膜上皮下点状浑浊、发作期可见上皮下点状浸润,以及点状上皮脱落(图 6-1-10)。

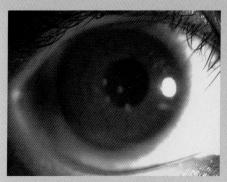

图 6-1-9　EKC 病人,角膜上皮病变:角膜上皮点状浑浊。

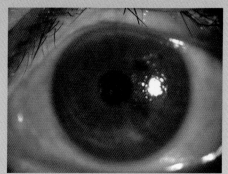

图 6-1-10　EKC 病人,角膜上皮病变,角膜上皮点状浑浊,脱落。

（2）**EKC 角膜上皮病变分期**:EKC 点状角膜上皮病变可分为 6 期(0 期~5 期)。

0 期:在发病后 2 天即可出现,主要表现为角膜中央区浅层上皮散在的,细小点状浑浊。

1 期:角膜浅层上皮点状浑浊逐渐增多,并累及周边角膜,浑浊区上皮水肿微隆起,但荧光素染色呈阴性。0~1 期的发生率为 13%~70%,发生率的高低与病毒的血清型或基因型有关。

2 期:角膜上皮点状浑浊出现融合,表面变为粗糙,并累及角膜上皮的深层细胞及基底膜,荧光素染色呈阳性,病变可持续 2~5 天。

3 期:发病后的第二周,43%EKC 病人会出现上皮下浸润,上皮下及前弹力层有多量活化的树突状细胞聚集,病变可持续约一周。

4 期:最典型的临床表现为弥散性点状上皮下的浸润,组织学上为淋巴细胞浸润,病变可持续数周至数月。

5 期:此期结膜炎症多已经消退,角膜上皮细胞呈细颗粒样浑浊,病人反复发作的临床症状,主要是由于角膜上皮脱落所致。

在 4 期和 5 期时,角膜病灶数量可为数个或数十个不等,呈散在分布或聚集成簇的圆形斑点,直径 0.4~0.7mm[9]。在光学及电子显微镜下,可见淋巴细胞在前弹力层和前基质层的浸润,但无病毒颗粒;在角膜激光共聚焦显微镜下,上皮下浸润处可见前基质层高反光细胞团块[10](图 6-1-11 和图 6-1-12),推测可能是机体对前弹力层下病毒抗原的细胞免疫反应所致。

【注意点】多数病人的角膜上皮细颗粒样病灶及上皮下浸润可逐渐吸收,

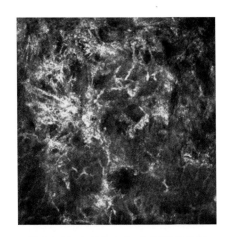

图 6-1-11　EKC 病人,角膜激光共聚焦显微镜观察可见角膜前基质层有多量高反光细胞团块。

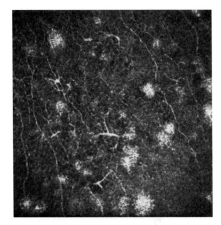

图 6-1-12　EKC 病人,角膜共聚焦显微镜观察可见角膜前弹力层有高反光细胞团块。

视力多可恢复正常,但是,也有少数病人的角膜病变可持续数月甚至数年之久,难以完全吸收,且不同程度影响视功能。

6. 诊断

(1) **临床诊断**:临床诊断依据:

1) 腺病毒感染接触史。
2) 双眼急性滤泡性结膜炎,常伴有结膜下出血。
3) 炎症数天后,出现角膜浅层点状上皮浑浊。
4) 部分病人耳前淋巴结肿大、压痛。

(2) **病原学诊断**

1) 结膜分泌物涂片和结膜刮片细胞学检查:部分分泌物涂片可见单核细胞增多;结膜刮片见大量单核细胞;假膜形成时,中性粒细胞数量增加,见到细胞内包涵体形成,可辅助病因学诊断。

2) 病毒细胞培养:病毒的细胞培养检测是病原学诊断的金标准,但是多用于临床研究,以及病原的流行病学调查,并不作为临床常规检查项目。

3) 病毒检测:包括 PCR、直接免疫荧光等,可用于病原学诊断,但是临床应用时,应注意假阳性的存在。

4) 病毒抗原快速检测(rapid pathogen screening, RPS):腺病毒快速检测装置在 2006 年获得美国食品药品监督局(FDA)批准并应用于临床,成为第一个快速检测腺病毒性结膜炎病毒抗原的方法。之后 FDA 又批准了可在社区医院应用的腺病毒快速检测装置 AdenoPlus(RPS ADP)[11]。

7. 并发症

（1）**继发性细菌感染**：细菌与腺病毒双重感染的结膜炎十分罕见，但若发生于儿童，则病情严重并可导致视功能障碍，病原菌主要为革兰阳性球菌，其中以化脓性链球菌多见，革兰氏阴性杆菌少见[12,13]。

（2）**干眼**：多发生于结膜炎症消退后。主要原因为结膜杯状细胞损伤、黏蛋白分泌障碍、结膜单细胞腺体被炎症破坏，导致基础泪液分泌异常、结膜瘢痕形成影响泪腺分泌，以及角膜上皮病变导致泪膜稳定性下降等。

（3）**前葡萄膜炎**：极为少见。

8. 鉴别诊断

（1）**与过敏性结膜炎相鉴别**：临床鉴别要点：

- 过敏性结膜炎为双眼同时对称性发病，有一定的季节性。
- 病人眼痒明显，并常用手揉眼以缓解眼痒（EKC 病人很少揉眼）。
- 结膜充血通常为粉红色，结膜乳头增生为主，滤泡形成较少，且以上睑结膜炎症为重。
- 极少伴有结膜下出血。
- 极少伴有耳前淋巴结肿大或压痛。

（2）**与单纯疱疹病毒结膜炎相鉴别**：临床鉴别要点：

- 单纯疱疹病毒结膜炎多单眼发病，双眼发病的较少。
- 眼部症状以眼红疼及眼磨为主。
- 部分病人可伴有眼睑皮肤单纯疱疹（图 6-1-13）。
- 单纯疱疹病毒结膜炎一般不具有接触传染性。

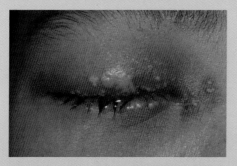

图 6-1-13 HSV 导致的眼睑皮肤单纯疱疹，上下睑皮肤红肿伴单纯疱疹。

（3）**与衣原体导致的成人包涵体结膜炎相鉴别**：临床鉴别要点：

- 衣原体引起的包涵体结膜炎病人常有性接触史。
- 亚急性起病，双眼发病，往往一眼炎症较重，另一眼较轻。
- 病情可长达数周，甚至数月。
- 睑结膜滤泡较大，以下睑为主（图 6-1-14），多伴有黏脓性分泌物。
- 病人或其性伴侣多有衣原体导致的生殖-泌尿系感染病史。

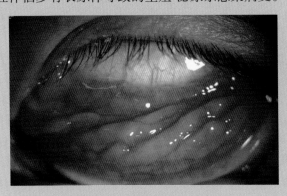

图 6-1-14 成人包涵体结膜炎
下睑结膜及穹窿结膜中度充血，可见多量大小不一滤泡形成，部分滤泡融合。

（4）**眼科具有传染性的眼表疾病**，见表 6-1-1：

表 6-1-1 具有传染性的主要眼表疾病

疾病	病原体
• 急性出血性结膜炎（国家法定丙类传染病）	肠道病毒
• 沙眼/包涵体结膜炎	沙眼衣原体
• 腺病毒性角结膜炎	腺病毒
• 传染性软疣及其结膜炎	传染性软疣病毒
• 淋球菌性结膜炎	奈瑟淋球菌

9. 预防及治疗

（1）**预防**：本病传染性较咽结膜热更强，因此，一经诊断应立即采取严格的消毒及相对隔离措施，以便切断传播途径。

1）病人应该避免去公共场所，尤其是公共游泳池及公共浴室，最好在家休息，同时相对隔离，日常用品，如毛巾、枕巾、手绢及脸盆等应该单独使用。

2）嘱病人经常用医用酒精擦手，以及使用过的物品表面（如门把、桌面等）。避免接触儿童，尤其是幼儿。哺乳期患病的母亲应该脱离接触婴儿。传染期内,成人应避免性生活。

3）检查过病人后,医生应该用医用酒精对手、眼科仪器、眼科器械以及诊台表面等进行消毒,给病人使用过的眼药水应该妥善处理。

（2）治疗

1）**物理治疗**:眼局部冷敷有利于缓解病人症状,可戴墨镜减少光刺激。

2）**药物治疗**:目前尚缺乏针对腺病毒的抗病毒药物。

a. **广谱抗病毒药**:如0.1%利巴韦林滴眼液每日3~4次、4%吗啉胍滴眼液每日3~4次,或重组人干扰素a1b滴眼液,或重组人干扰素a2b滴眼液,每日3~4次,连续使用1~2周,逐渐减量,炎症消退后停用。

【注意点】临床也可试用0.1%更昔洛韦滴眼液,或0.15%更昔洛韦眼用凝胶,每日2~4次,连续1~2周后,逐渐减量,炎症消退后停用。

b. **对症治疗药物**:眼痒明显者可给予0.05%富马酸依美斯汀滴眼液,或0.1%吡嘧司特钾滴眼液,每日2~3次,或非甾体抗炎药,如0.1%普拉洛芬滴眼液,每日2~3次,或给予0.1%玻璃酸钠滴眼液,每日3~4次,用以减轻病人临床症状。

c. **糖皮质激素**:一般用于病情较严重的病人,以减轻病人炎症反应及缓解症状。由于糖皮质激素可能会促进少数病人的病毒复制和延长病毒释放期,所以临床上应该严格掌握糖皮质激素的使用指征。

【EKC治疗中糖皮质激素使用指征】

- 结膜炎较重,如结膜下大片出血（图6-1-15）,结膜明显水肿。
- 结膜伪膜形成,尤其是伪膜有造成角膜损伤倾向时。
- 出现2期及以上的角膜上皮病变（图6-1-16）。
- 伴有前葡萄膜炎。
- 迁延性角膜病变反复发作,影响病人视功能。

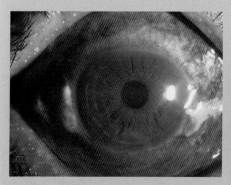

图6-1-15　EKC病人,治疗前眼部结膜充血、水肿,结膜下大片出血。

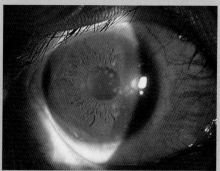

图6-1-16　同一病人治疗后眼部结膜充血、水肿消退,结膜下出血吸收,出现角膜上皮点状浑浊。

【糖皮质激素治疗方案】

- **一般病例**：选用0.1%氟米龙滴眼液，每日2~3次，1周后减为每日1~2次，1~2周后停用。或0.5%氯替泼诺滴眼液，每日1~2次，1周后减为每日1次或隔日1次，1~2周后停用。
- **严重或迁延期反复发作的病例**：可选用1%泼尼松龙滴眼液，每日4次，或0.5%氯替泼诺滴眼液，每日4次，连续3~7天后，减为每日2次，一周后改为每日1次，再一周后停用。用药期间应注意嘱病人随诊，并定期监测眼压。

d. **免疫抑制剂**：对于EKC顽固性角膜病变、或反复发作的角膜病变，且糖皮质激素控制效果不佳，或有激素并发症的病人，可选用0.05%环孢霉素A滴眼液，每日2~3次，或者0.1%他克莫司滴眼液，每日2次，当角膜病变消退时，可改为每日1次，或隔日1次维持治疗2~4周，以减少角膜病变的复发。

e. **抗生素药物**：在儿童及有全身疾病容易发生继发性细菌感染的高危人群，可预防性给予局部抗生素，尤其对于出现角膜上皮缺损的病人，以及假膜明显的病人，每晚需用抗生素眼膏。

f. **聚维酮碘**：最近有研究报道，使用2.5%**聚维酮碘**结膜囊冲洗，可有效治疗腺病毒性结膜炎，或者用0.4%**聚维酮碘**点眼可有效缩短病程，但是**聚维酮碘**的眼局部刺激性明显，对于其适宜的治疗浓度、有效性及安全性仍待进一步临床证实。

3）**外科治疗**：主要包括结膜假膜去除和角膜上皮病变的激光治疗。

a. **伪膜去除**：伪膜是由结膜炎性渗出物凝固而成，当由于伪膜使病人临床症状加重，或者有损伤角膜倾向时，应予以去除。可在表面麻醉下，用棉签擦除伪膜，或用消毒镊子将其剥除，操作时应注意动作轻柔，对于与下方组织粘着较紧的伪膜，可分次进行剥除，以避免过度组织损伤。

b. **激光治疗**：对于持续性角膜上皮下浑浊，或角膜上皮病变反复发作，且影响视力的病人，可用准分子激光治疗性角膜切削术（Excimer laser phototherapeutic keratectomy，PTK）治疗，以提高病人最佳矫正视力[14]。

（龙琴 王静怡 陈晨）

参 考 文 献

1. Robinson CM，Singh G，Henquell C，et al. Computational analysis and identification of an emergent human adenovirus pathogen implicated in a respiratory fatality. Virology，2011，409（2）：141-147. DOI：10. 1016/j. virol. 2010. 10. 020.

2. Nakamura M，Hirano E，Kowada K，et al. Surveillance of adenovirus D in patients with epidemic keratoconjunctivitis from Fukui Prefecture，Japan，1995-2010. J Med Virol，2012，84（1）：81-86.

DOI：10. 1002/jmv. 22252.

3. Janani MK，Malathi J，Madhavan HN. Isolation of a variant human adenovirus identified based on phylogenetic analysis during an outbreak of acute keratoconjunctivitis in Chennai. Indian J Med Res，2012，136（2）：260-264.

4. Tohma K，Bayasgalan N，Suzuki A，et al. Detection and serotyping of human adenoviruses from patients with influenza-like illness in mongolia. Jpn J Infect Dis，2012，65（4）：289-294.

5. Gordon YJ，Gordon RY，Romanowski E，et al. Prolonged recovery of desiccated adenoviral serotypes 5，8，and 19 from plastic and metal surfaces in vitro. Ophthalmology，1993，100（12）：1835-1839；discussion 1839-1840.

6. González-López JJ，Morcillo-Laiz R，Muñoz-Negrete FJ. Adenoviral keratoconjunctivitis：an update. Arch Soc Esp Oftalmol，2013，88（3）：108-115. DOI：10. 1016/j. oftal. 2012. 07. 007.

7. Ozturk HE，Sonmez B，Beden U. Corneal sensitivity may decrease in adenoviral epidemic keratoconjunctivitis-a confocal microscopic study. Eye Contact Lens，2013，39（4）：264-268. DOI：10. 1097/ICL. 0b013e31828ef19b.

8. 李凤鸣. 中华眼科学（上中下）. 第 2 版. 北京：人民卫生出版社，2005：1226-1227.

9. 刘祖国. 眼表疾病学. 北京：人民卫生出版社，2003：351-352.

10. Dosso AA，Rungger-Brändle E. Clinical course of epidemic keratoconjunctivitis：evaluation by in vivo confocal microscopy. Cornea，2008，27（3）：263-268. DOI：10. 1097/ICO. 0b013e31815b7d7d.

11. Sambursky R，Trattler W，Tauber S，et al，Sensitivity and specificityof the Adeno Plustestfordiagnosingadenoviralconjunctivitis. JAMA Ophthalmol. 2013 Jan；131（1）：17-22.

12. Ghebremedhin B. Human adenovirus：Viral pathogen with increasing importance. Eur J Microbiol Immunol（Bp），2014，4（1）：26-33. DOI：10. 1556/EuJMI. 4. 2014. 1. 2.

13. Watanabe Y，Uchio E，Itoh N，et al. Bacterial Infection in the Conjunctiva of Patients with Adenoviral Conjunctivitis. Jpn J Ophthalmol，2001，45（1）：115.

14. Yamazaki ES，Ferraz CA，Hazarbassanov RM，et al. Phototherapeutic keratectomy for the treatment of corneal opacities after epidemic keratoconjunctivitis. Am J Ophthalmol，2011，151（1）：35-43. e1. DOI：10. 1016/j. ajo. 2010. 07. 028.

三、急性非特异性滤泡性结膜炎（acute non-specific follicular conjunctivitis）

1. **概述**　腺病毒引起的急性非特异性滤泡性结膜炎，与流行性角结膜炎、咽结膜热相比，临床症状比较轻微，结膜炎症比较轻，大多情况下，并不累及角膜，即便发生角膜病变，也仅局限于角膜上皮层。一般发病后 3 周即可痊愈。

2. **病因及传播途径**

1）**病因**：可由腺病毒多种血清型引起，其中包括导致流行性角结膜炎、咽结膜热的病毒的血清型[1]。

2）**传播途径**：主要传播途径为：

1）人-人直接接触传播。
2）病毒污染物的间接接触传播。
3）呼吸道飞沫传播(罕见)。

3. 临床表现

1）**症状**：症状多无特异性，主要症状包括眼刺痛，痒、烧灼感和流泪等症状。
2）**体征**：常见的眼部体征包括：

1）眼睑水肿，结膜浆液性分泌物。
2）结膜轻度充血水肿，以穹隆部结膜最为明显(图 6-1-17)。
3）结膜滤泡形成，主要表现在下睑及下穹隆部结膜(图 6-1-18)。
4）少数病人可有浅层点状角膜上皮病变。

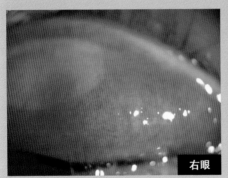 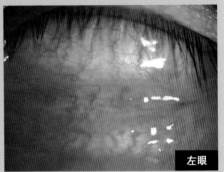

图 6-1-17　急性非特异性滤泡性结膜炎，上睑结膜充血。

图 6-1-18　急性非特异性滤泡性结膜炎，下睑结膜弥漫充血，滤泡形成。

4. 诊断

（1）**临床诊断**：临床诊断主要依据：

1）病毒感染接触史。
2）临床体征：双眼结膜充血、水肿及结膜滤泡形成，以下睑结膜为重。

（2）**病因诊断**：病因诊断主要依赖实验室检查，主要包括：
1）直接免疫荧光法
2）病原快速检测(rapid pathogen screening, RPS)。
3）PCR 检测病毒 DNA。
4）病毒体外细胞培养。

5. 治疗与预防

（1）**治疗**

1）**物理治疗**：急性期可予以眼部冷敷，戴墨镜减少光刺激等。

2）**药物治疗**：目前尚无针对腺病毒的抗病毒药物，一般采用对症治疗。

a. 人工泪液：如 0.1% 玻璃酸钠滴眼液，或 0.3% 玻璃酸钠滴眼液等，每日 3~4 次，使用 2~3 周，用于减轻病人眼部刺激症状，待刺激症状完全消失后停用。

b. 广谱抗病毒滴眼液：如 0.1% 利巴韦林滴眼液每日 2~3 次，或 4% 吗啉胍滴眼液每日 2~3 次，或干扰素 α1b 滴眼液，或干扰素 α2b 滴眼液，每日 2~3 次，疗程一般在 1~3 周。

c. 非甾体抗炎药：症状严重的病人可联合应用非甾体抗炎药滴眼液，如 0.1% 普拉洛芬滴眼液，或 0.1% 双氯芬酸钠滴眼液，每日 1~2 次，一般疗程为 1~2 周，症状明显减轻或消失后即可停用。

（2）**预防**：预防措施包括：流行期避免去公共场所；日常生活用品应单独使用；病人患病期间应注意隔离；防止医源性传播（75% 医用酒精是最简便有效的消毒方法）；加强监测以便早期发现传染源[2]。

（龙琴　王静怡　陈晨）

参 考 文 献

1. Tohma K，Bayasgalan N，Suzuki A，et al. Detection and serotyping of human adenoviruses from patients with influenza-like illness in mongolia. Japanese Journal of Infectious Diseases，2012，65（4）：289.

2. Gottsch J D. Surveillance and control of epidemic keratoconjunctivitis. Transactions of the American Ophthalmological Society，1996，94：539-587.

四、慢性滤泡性结膜炎

1. 概述　慢性滤泡性结膜炎（chronic follicular conjunctivitis）是腺病毒性角结膜炎中最少见的类型，与细菌性结膜炎、过敏性结膜炎、干眼、沙眼、其他病毒性慢性结膜炎的临床表现较为类似，由于其临床表现的特征性不明显，因此，常导致病因诊断较为困难，误诊与漏诊率较高。

近期研究发现，由病毒感染引起的慢性结膜炎呈增多趋势，而在导致慢性病毒性结膜炎的病原中，腺病毒的比例要远高于单纯疱疹病毒及柯萨奇病毒等。

2. 病因及危险因素

（1）**病因**：由腺病毒血清型 2、3、4 和 5 型感染所致。腺病毒对黏膜上皮细胞和淋巴细胞具有侵袭性，最初在上皮细胞内复制，之后可在淋巴细胞内持续存在[1]。据推测腺病毒的某些血清型可能会长期潜伏于眼表组织细胞中，待机体免疫力低下时,病毒会被激活而再度复制,引起慢性滤泡性结膜炎[2],但是该推测仍待进一步实验证实。

(2) **危险因素**:既往有病毒感染史是主要的危险因素,统计分析发现,有明确病毒感染史的慢性结膜炎病人中,腺病毒感染的阳性率为61.5%~62.5%,且明显高于无既往史者[3-4]。因此,对于首诊为滤泡性结膜炎的病人,应及时进行病因诊断,并给予相应的治疗,以防止结膜炎症迁延。

3. 临床表现

(1) **症状**:慢性滤泡性结膜炎病人的症状无特异性,以眼红、眼痒为主,多累及双眼,眼部症状往往持续1个月以上。

(2) **体征**:主要体征包括:

1)结膜充血。
2)睑结膜滤泡形成,主要在上、下穹隆部结膜可见大小不等,形态各异的小滤泡(图6-1-19和图6-1-20),或伴有结膜乳头增生。
3)少数病人可伴有点状角膜上皮浑浊和上皮下浸润。

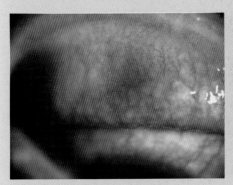 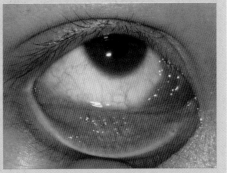

图6-1-19 慢性滤泡性结膜炎,上睑结膜充血,结膜滤泡形成　　图6-1-20 慢性滤泡性结膜炎,下睑结膜充血,结膜滤泡形成

4. 诊断

(1) **临床诊断**:临床诊断主要依据:

1)既往有病毒感染或接触病史。
2)结合临床体征,主要包括:结膜充血、结膜滤泡形成。

(2) **病因诊断**:明确病因学诊断可通过病毒的体外细胞培养、PCR、直接免疫荧光和抗原快速检测。

(3) **鉴别诊断**:其他导致结膜滤泡形成的原因:

1）沙眼衣原体感染（包括沙眼及包涵体结膜炎）。
2）疱疹病毒性结膜炎（主要为单纯疱疹及带状疱疹病毒）。
3）药物源性结膜炎。
4）传染性软疣病毒性结膜炎。
5）莫拉杆菌性结膜炎。
6）慢性泪囊炎伴发的结膜炎。

5. 治疗与预防

（1）**治疗**

1）物理治疗：局部冷敷等。

2）药物治疗

a. 使用含有血管收缩剂的滴眼液，减轻结膜充血（注意有高血压病人慎用），或人工泪液以减轻刺激症状。

b. 抗病毒眼药治疗（治疗方案同腺病毒急性非特异性滤泡性结膜炎）。

（2）**预防**：主要预防措施包括：

- 注意眼部卫生，避免用手揉眼或不洁物品擦眼，毛巾等物品应定期消毒。
- 发现腺病毒感染的病人，应注意隔离，防止交叉感染。
- 对于EKC、咽结膜热、腺病毒急性非特异性滤泡性结膜炎的病人，应及时治疗，疗程应足够，一般待炎症完全消退后，再维持治疗1~2周再停药，避免炎症迁延为慢性。

（龙琴 王静怡 陈晨）

参 考 文 献

1. Saitohinagawa W, Oshima A, Aoki K, et al. Rapid diagnosis of adenoviral conjunctivitis by PCR and restriction fragment length polymorphism analysis. Journal of Clinical Microbiology, 1996, 34 (9):2113-6.

2. Kaye S B, Lloyd M, Williams H, et al. Evidence for persistence of adenovirus in the tear film a decade following conjunctivitis. Journal of Medical Virology, 2005, 77(2):227-31.

3. 靳瑛, 洪晶. 慢性结膜炎患者泪液中腺病毒与单纯疱疹病毒的检测. 中华眼科杂志, 2010, 46(5):419-422. doi:10.3760/cma.j.issn.0412-4081.2010.05.009.

4. 田萍. 慢性结膜炎患者泪液中腺病毒与单纯疱疹病毒的检测分析. 国际病毒学杂志, 2013, 20(4):180-183. doi:10.3760/cma.j.issn.1673-4092.2013.04.009.

第二节 肠道病毒性结膜炎

一、概 述

人类肠道病毒(human enterovirus,HEV)是一类在人类肠道繁殖的常见病毒,包括脊髓灰质炎病毒、柯萨奇病毒(Coxsackie virus,CV)、致肠细胞病变人孤儿病毒及新型肠道病毒等共 111 个血清型,其中 CA24 变异株(Coxsackie virus-A24 variant,CA24v)及人类肠道病毒 70 型(HEV70)可引起急性传染性结膜炎,既往曾称为流行性出血性结膜炎(epidermic hemorrhagic conjunctivitis,EHC),现已统称为急性出血性结膜炎(acute hemorrhagic conjunctivitis,AHC),俗称"红眼病",其传染性极强,被我国传染病法规定为丙类传染病[1]。

1969 年由 HEV70 病毒感染导致的急性出血性结膜炎首次暴发于非洲西部国家加纳,并很快波及整个亚洲,此次流行共持续了 4 年时间。1972 年 Kono 和 Sugiura 等将其正式命名为急性出血性结膜炎(AHC)。1980 年至 1982 年发生了第二次全球范围的大流行,波及整个非洲、南美洲、中美洲及美国等地。

2003 年 CA24v 曾造成 AHC 在韩国以及巴西的五个地区大规模暴发流行,并在 2004 年再次于巴西 Rio de Janeiro 地区大规模暴发流行[2-4]。该病流行特点为蔓延迅速,一旦暴发可很快波及世界多地,近年来,仍有多个国家及地区曾暴发流行[5]。

我国也曾是 AHC 暴发流行的高发区,几次世界性大流行均累及我国。1971 年我国首次暴发流行 AHC[2]、1984 年由 HEV70 引发的 AHC 在北京流行,1988 年由 CA24v 引起河北和武汉大规模暴发流行。近年来,随着我国经济迅速发展,人口流动性增大,使得该病易在人群中传播,并造成地区性流行。迄今为止,全国每年仍有地区性流行,且每隔数年即可能出现一次流行高峰[6]。

二、病因及危险因素

1. **病因** AHC 的病原是 HEV70 及 CA24v 病毒[7],皆为微小核糖核酸病毒(即 RNA 病毒),基因组为单股正链 RNA(+ssRNA),这类病毒通常导致肠道隐性感染,病毒携带者的分泌物可污染水源或生活物品等导致疾病传播。日常生活中密切接触传播及经水传播是本病的主要传播方式,如通过被病毒污染的水体、手或物品等接触眼部发病;处于急性发作期病人的眼分泌物中含有大量病毒,是 AHC 流行中的主要传染源。

2. **危险因素** AHC 的传染性极强,人群对其普遍易感,在潮湿温热地带、人口密集及卫生条件差的地区易发生暴发流行。通过对以往 40 余年流行病学资料的统计发现,区域性流行的周期一般为 3~5 年,而累及数十万甚至上百万人口的大流行或暴发流行的周期为 8~10 年[8]。

三、病理机制

HEV70 及 CA24v 皆为 RNA 病毒[9],基因组为单股正链 RNA(+ssRNA),其病毒核酸具有很强的传染性。当病毒吸附到细胞表面并进入细胞后,可直接通过 mRNA 翻译合成出病毒的结构蛋白和功能蛋白[10]。病毒在宿主结膜、角膜及血管内皮细胞的胞质内可迅速复制与增生[10,11],大量复制的病毒破坏了宿主细胞的代谢,导致细胞破坏与死亡,同时迅速释放大量的病毒颗粒,感染周围正常细胞,引发严重的组织炎症反应。

一般情况下,机体通过增加泪液分泌,加快病毒从眼表排出、结膜细胞产生干扰素抑制病毒复制、淋巴细胞产生抗病毒特异性抗体,以及通过中和反应等抵制病毒侵袭[12-14]。但是,HEV70 不同于其他肠道病毒,它不能被免疫抗体血清所中和;CA24v 属于肠道病毒中柯萨奇 A 组 24 型的变异株,亦不能被针对 CA24 型毒株的血清抗体所中和。另外,HEV70 不具有嗜肠道细胞的特性,其最适增生温度为 33℃,因此,极易感染结膜细胞。

相对于 HEV70 来说,CA24v 所导致的 AHC 发病更急,潜伏期更短,前驱症状亦不明显,因此,具有更强的传染性,而且传播范围也更为广泛[15]。由于眼部感染的病程较短,病人血清中相关抗体检出率较低(15%~60%),抗体滴度也不高,感染后机体不足以产生有效的长期保护性免疫力,因此病人可能再次被同一病毒所感染[16,17]。

四、临床表现及分型

1. **临床表现**　急性出血性结膜炎为季节性传染病,多发生在夏秋季[18]。发病急,大多数病人在接触传染源后 12~48 小时内发病,少数病例也可在接触传染源后数小时发病。一般为双眼同时受累,或双眼先后发病。

(1) **症状**:发病时可出现畏光、眼痛、眼痒、明显异物感或烧灼感、流泪以及眼黏液性分泌物等。

(2) **体征**

1) 眼睑及结膜体征:主要包括眼睑充血水肿,结膜充血水肿,结膜下点片状或弥慢性出血,出血灶呈鲜红色(图 6-2-1 和图 6-2-2)。炎症多自上方结膜开始,主要位于穹窿部及球结膜,严重者甚至可累及全部结膜。

2) 角膜体征:重者可出现角膜上皮层多发性点状浸润,甚至出现角膜上皮下及浅层基质混浊。

3) 其他体征:病人常伴有耳前淋巴结肿大、压痛。极少数病人可伴有轻度

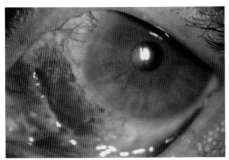
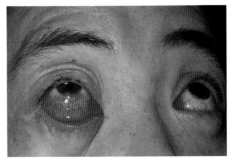

图 6-2-1　AHC 结膜水肿、充血，结膜下出血，呈血鲜红色。

图 6-2-2　AHC 结膜充血，结膜下大片出血。

前葡萄膜炎。

【注意点】部分病人会同时伴有发热、头痛、乏力、咽痛、以及全身肌痛等病毒性上呼吸道感染症状。有报道发现，在 AHC 流行后，有极少数病人可发生脊神经根病变，临床表现为肢体疼痛、感觉异常及下肢麻痹或瘫痪[19,20]。

2. **临床分型**　根据其病情严重程度及病程长短，AHC 可分为轻、中、重三度。

（1）轻度：病程约 1 周，无角膜病变。

（2）中度：病程 1~2 周，伴少量点状角膜上皮层病变，但是，上皮病变常随结膜病变消失而消退。

（3）重度：病程持续两周以上，角膜病变累及到上皮下，范围较大且顽固，结膜炎症消退后，角膜病变仍不好转，甚至可持续数月至一年，但是，通常角膜不留瘢痕[18]。

五、诊　断

1. **临床诊断**　临床上根据典型的急性结膜炎症状、明显的结膜充血及伴有结膜下出血，再结合流行病学情况，即可临床拟诊本病。

2. **病原学诊断**　需要进行病毒相关检测，主要通过采集结膜拭子标本，采用实时荧光定量 PCR 和细胞培养分离病毒的方法。

AHC 诊断标准

（1）根据流行病学、病史、临床症状与体征，结合结膜细胞学检查可进行临床诊断。

（2）实验室检测

1）结膜细胞学检查见单核细胞反应为主,以排除细菌性感染。

2）结膜拭子涂擦,或结膜刮取物培养分离出病毒,并应用微量中和实验鉴定为 CA24v 或 HEV70。

3）结膜细胞涂片或细胞培养物涂片间接免疫荧光技术检测,查见 CA24v 或 HEV70 抗原。

4）双相血清学检查,病人恢复期血清抗 CA24v 或抗 HEV70 抗体比急性期血清抗体滴度升高≥4 倍。

（3）当病人具备典型的病史及临床症状体征时,即可诊断为疑似病例。

（4）若疑似病例同时符合病史、临床症状体征及结膜细胞学检查时,即为临床诊断病例。

（5）若疑似病例符合实验室检测 2）、3）及 4）中任何一项即可确诊为 AHC[18]。

六、鉴 别 诊 断

1. 与流行性角结膜炎(epidemic keratoconjunctivitis, EKC) 相鉴别

流行性角结膜炎主要由腺病毒的血清型 D 亚组引起,潜伏期为 5~7 天,也可形成地区性流行,其临床表现的特点除与 AHC 具有一定相似性外,病人睑结膜常有大量结膜滤泡形成、严重者常伴结膜假膜(图 6-2-3);当结膜炎症消退后,角膜出现明显的上皮下浸润(图 6-2-4)是其与 AHC 的鉴别要点[21]。

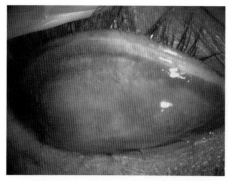

图 6-2-3 EKC 上睑结膜面覆盖假膜

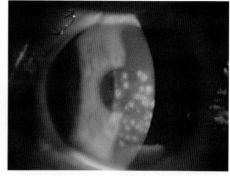

图 6-2-4 EKC 角膜上皮下可见多量点状浸润

2. 与急性细菌性结膜炎相鉴别
急性细菌性结膜炎分泌物多呈黄色或黄白色脓性(图 6-2-5),一般不形成明显的结膜下出血以及角膜上皮层病变,结膜

囊分泌物涂片可见细菌,细菌培养阳性可帮助鉴别。

3. 与自身免疫性结膜炎及过敏性结膜炎等相鉴别　自身免疫性结膜炎病人通常具有全身免疫性疾病,如眼瘢痕性类天疱疮、Stevens-Johnson 综合征等病史,临床表现呈慢性迁延性结膜炎,进展性结膜瘢痕形成(图 6-2-6),角膜浅层新生血管形成。

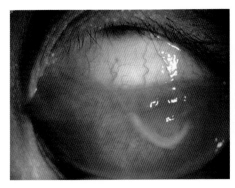

图 6-2-5　细菌性结膜炎病人,结膜囊内可见条状黄白色脓性分泌物。

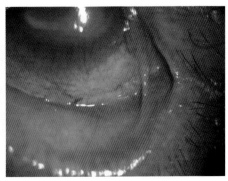

图 6-2-6　眼瘢痕性类天疱疮病人,可见睑球粘连。

过敏性结膜炎病人多存在过敏病史,眼痒为其主要症状,很少伴有明显眼痛,结膜以乳头增生为主,通常不发生结膜下出血。

【注意点】由于 AHC 是国家法定传染病,所以一旦诊断该病,首诊医院需要按卫生行政部门规定的监测管理方法进行管理,并在 24 小时内上报。

七、预防及治疗

1. 预防　预防措施主要是控制传染源,切断传播途径。

(1) 由于病人在前驱期直到症状消失期间均具有传染性,故一旦确诊 AHC 或疑似 AHC 病例,应立即进行合理的隔离,严禁其到公共浴室及游泳馆等公共场所;

(2) 嘱咐病人不要用手揉眼,应使用专用脸盆、毛巾等,并经常对其用具进行严格消毒;医护人员在接触病人后须洗手消毒,防止交叉感染。

2. 治疗　AHC 是自限性疾病,抗生素和磺胺药对于本病基本无效,临床治疗主要以对症治疗为主。目前,尚缺乏特效的抗此类肠道病毒的药物,糖皮质激素可减轻炎症反应。

(1) **药物治疗**

1) 可试用的抗病毒药物包括:4% 病毒灵(吗啉胍)滴眼液、0.1% 羟苄唑滴眼液、0.1% 利巴韦林(三氮唑核苷)滴眼液以及干扰素滴眼液。

2）一般情况下,不需使用抗生素;对疑有继发细菌感染者,应给予局部抗生素眼药,如 0.3%妥布霉素滴眼液,或 0.25%氯霉素滴眼液,每日 4~6 次。

3）对合并角膜上皮脱落、角膜浅层基质浸润者,可给予促进角膜上皮修复的药物,如重组牛碱性成纤维细胞生长因子滴眼液,或小牛血去蛋白提取物眼用凝胶等,每日 3~4 次。

4）中重度结膜炎症、或合并前葡萄膜炎者,可联合应用非甾体抗炎药,如 0.1%双氯芬酸钠滴眼液,每日 2~3 次;或在足量抗病毒药物治疗的同时,给予低浓度糖皮质激素滴眼液治疗,如 0.1%氟米龙滴眼液,每日 2~3 次。伴有前葡萄膜炎者需给予散瞳剂。

（2）**物理治疗**

1）局部冷敷,减轻刺激症状。

2）当结膜囊内分泌物较多时,可用生理盐水或 3%硼酸溶液冲洗结膜囊,每日 2~3 次。

【注意】结膜囊冲洗时,医务人员应注意采取防护措施,如戴消毒手套及防护眼镜,避免交叉感染。

本 节 要 点

1. AHC 为我国法定丙类传染病,由柯萨奇病毒变异株(CV-A24v)及人类肠道病毒 70 型(HEV70)引起,传染性极强,常引起流行,甚至爆发流行。

2. AHC 多发生在夏秋季,发病急,多在接触传染源后 12~48 小时内发病,主要表现为眼睑红肿,结膜水肿、充血及结膜下点片状或弥漫性出血。

3. 临床治疗主要以对症治疗为主,暂无特效抗病毒药物;该病为自限性疾病,一般自然病程为 1~2 周,通常预后良好。

4. 临床上应对诊断或疑似病例实行隔离,并按相关规定对病情及流行情况进行登记,并立即上报医院传染管控机构。

（龙琴 阳雪 陈晨 孙旭光）

参 考 文 献

1. 李洁,李锡太,张新,等.北京市 2010 年一起由 CoxA24v 引起的急性出血性结膜炎疫情的流行病学及病原学特征分析.中华疾病控制杂志,2012,16(2):141-144.

2. Park K,Lee K,Lee J,et al. Acute hemorrhagic conjunctivitis epidemic caused by coxsackievirus A24 variants in Korea during 2002-2003. J Med Virol,2006,78(1):91-97.

3. Moura F E,Ribeiro D C,Gurgel N,et al. Acute haemorrhagic conjunctivitis outbreak in the city of Fortaleza,northeast Brazil. Br J Ophthalmol,2006,90(9):1091-1093.

4. Tavares F N,Costa E V,Oliveira S S,et al. Acute hemorrhagic conjunctivitis and coxsackievirus A24v,Rio de Janeiro,Brazil,2004. Emerg Infect Dis,2006,12(3):495-497.

5. 杨洋,龚甜,殷小龙,等.2012年江西省儿童急性出血性结膜炎病原学特征分析.实验与检验医学,2016(03):277-278.

6. 王晓芳,赵俊伟,张顺先,等.我国急性出血性结膜炎流行特征及暴发原因分析.疾病监测,2014,29(2):92-97.

7. 田萍.慢性结膜炎患者泪液中腺病毒与单纯疱疹病毒的检测分析.国际病毒学杂志,2013,20(4):180-183.

8. Langford M P,Anders E A,Burch M A. Acute hemorrhagic conjunctivitis:anti-coxsackievirus A24 variant secretory immunoglobulin A in acute and convalescent tear. Clin Ophthalmol,2015,9:1665-1673.

9. 李洁,陈丽娟,林长缨,等.北京市2010-2013年急性出血性结膜炎的病原学分析.国际病毒学杂志,2015,22(2):77-82.

10. 张岩,李忠.急性出血性结膜炎的病原学及研究现状.中国疫苗和免疫,2011(06):555-559.

11. Chang C H,Lin K H,Anderson R. Towards an in vitro model for acute hemorrhagic conjunctivitis:cytokine-mediated vascular endothelial cell activation triggered by enterovirus type 70 infection. J Clin Virol,2004,30(1):19-23.

12. Langford M P,Stanton G J,Barber J C,et al. Early-appearing antiviral activity in human tears during a case of picornavirus epidemic conjunctivitis. J Infect Dis,1979,139(6):653-658.

13. Langford M P,Barber J C,Sklar V E,et al. Virus-specific,early appearing neutralizing activity and interferon in tears of patients with acute hemorrhagic conjunctivitis. Curr Eye Res,1985,4(3):233-239.

14. Yin-Murphy M,Abdul R N,Phoon M C,et al. Early and rapid diagnosis of acute haemorrhagic conjunctivitis with tear specimens. Bull World Health Organ,1985,63(4):705-709.

15. 严菊英,李榛,王臻,等.2007～2008年浙江省急性出血性结膜炎爆发疫情病原学研究.2010.

16. Kono R,Sasagawa A,Miyamura K,et al. Serologic characterization and sero-epidemiologic studies on acute hemorrhagic conjunctivitis(AHC)virus. Am J Epidemiol,1975,101(5):444-457.

17. Mathur A,Sharma B,Chaturvedi U C. The investigation of a recurrence of an AHC virus epidemic at Lucknow:a serosurvey for AHC virus antibodies before and after the epidemic. J Hyg (Lond),1977,79(2):219-224.

18. 孟瑞华,仇宜解,严岚.1997年青岛市急性出血性结膜炎病原学研究.中华实验和临床病毒学杂志,1999(02):186-187.

19. Wadia N H,Irani P F,Katrak S M. Lumbosacral radiculomyelitis associated with pandemic acute haemorrhagic conjunctivitis. Lancet,1973,1(7799):350-352.

20. Kono R,Sasagawa A,Kodama H,et al. Neurovirulence of acute-haemorrhagic-conjunctivitis virus in monkeys. Lancet,1973,1(7794):61-63.

21. Jhanji V,Chan T C,Li E Y,et al. Adenoviral keratoconjunctivitis. Surv Ophthalmol,2015,60

（5）：435-443.

第三节　传染性软疣病毒性结膜炎

传染性软疣（molluscumcontagiosum，MC），俗称"水瘊子"，为传染性软疣病毒（molluscumcontagiosum virus，MCV）引起的一种常见的传染性皮肤及黏膜疾病，以产生良性皮肤软疣为主要临床特征，多见于儿童和青年，并具有自限性[1]。

当软疣累及到眼睑皮肤时，可引起结膜炎，即传染性软疣病毒性结膜炎，少数持续性感染及病情迁延的病人，可引起角膜病变。

一、病　原　学

MCV 属痘科 DNA 病毒，其大小在 300～310nm，病毒基因组为双链 DNA，人类是 MCV 的唯一已知宿主。

二、流　行　病　学

1. **易感人群**　儿童、青年以及机体免疫功能低下，或免疫功能缺陷者容易被感染，如白血病、结节病、获得性免疫缺陷综合征，以及长期使用免疫抑制剂者等[2]；在 10 岁以下儿童中，约 4.5% 有过 MCV 感染的临床表现。

2. **危险因素**　在经济及卫生条件差以及人群居住拥挤的地区，容易感染该病毒，并可在人群中传播。近年来的分析发现，成人中 MC 的发生率呈现增高趋势，推测可能与性传播疾病以及 HIV 感染者增多有关[3,4]。

3. **传染途径**

（1）接触传染：是 MCV 的主要传播途径，其中包括：
1）直接接触：如皮肤接触、性接触及非性接触（如接吻等）。
2）间接接触：如通过共用物品、公共浴池及泳池等。
（2）自身传染：病人本身可为 MC 的传染源，当皮肤软疣被搔抓破溃时，软疣中的病毒颗粒可通过自体播种，感染病人自身其他部位的正常皮肤、眼睑皮肤及结膜。

三、病　理　机　制

MCV 的主要致病机制是侵及机体的免疫系统，并抑制免疫功能。MCV 对宿主的选择性和组织亲嗜性均极为单一，仅侵犯人类角质形成细胞，如皮肤，以及黏膜的上皮细胞，而且 MCV 感染一般多为长期持续感染[5]。

MCV 病毒还可以通过编码 MC159 蛋白，抑制宿主细胞的凋亡，同时通过编码 MC007 蛋白抑制 pRb/E2F 复合体对细胞增生的调节,诱导肿瘤发生[6]。

眼部最常见的 MCV 感染为眼睑皮肤软疣,当皮肤软疣(特别是睑缘处软疣)表面细胞脱落,细胞内的病毒及其毒性物质会散落到泪液中,以及结膜表面,导致慢性滤泡性结膜炎,或角膜炎[7],其发病机制包括:

1. 超敏反应　进入泪液的病毒蛋白可引起结膜超敏反应,导致滤泡性结膜炎,少数病人可伴发点状角膜上皮病变,表现为角膜上皮下点状浑浊及角膜云翳形成。
2. 直接感染　极少数情况下,病毒颗粒可直接感染结膜或角膜上皮细胞,导致滤泡性结膜炎或角膜上皮病变。在个别免疫功能障碍的病人中,MCV 引起的滤泡性结膜炎可作为全身免疫性疾病的首发临床表现[8,9]。

四、临床表现

眼部传染性软疣多为单眼发病,双侧较少见。眼睑皮肤上可出现单个,或多个原发性病灶(软疣),而原发病灶很少发生在角膜和结膜组织。

1. 症状　传染性软疣的临床症状无特异性,发生滤泡性结膜炎的病人会有眼红、眼磨、分泌物增多等症状。

2. 体征

(1) **眼睑皮肤软疣**:临床表现为眼睑或睑缘皮肤出现单个,或多个有蜡样光泽的圆形病变,直径 2~6mm,当皮损直径达到 3mm 以上时,其中央部细胞病变较重,可向下方呈脐状凹陷(图 6-3-1),挤压时,从凹陷处可挤出乳酪状物[4]。

(2) **滤泡性结膜炎**:结膜轻-中度充血,可见不同程度的结膜滤泡形成[10](图 6-3-2)。结膜炎症可自限性缓解,或持续数月至数年,病程迁延不愈者可导

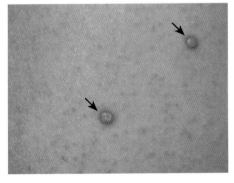

图 6-3-1　皮肤传染性软疣,皮肤软疣(箭头所示)。

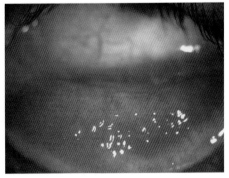

图 6-3-2　传染性软疣病毒性结膜:下睑结膜中度充血,可见多量大小不一滤泡形成。

致结膜瘢痕形成。

（3）**角膜病变**：少数病人，尤其是病情迁延者，可出现点状角膜上皮病变，病程长者可出现角膜血管翳[4]，偶尔可引起角膜上皮下浸润、浑浊和瘢痕形成。

五、诊　断

1. **临床诊断**　临床诊断主要依据：

（1）眼睑或睑缘皮肤软疣。

（2）滤泡性结膜炎，同时注意与其他滤泡性结膜炎进行鉴别。

2. **病原学诊断**　病原学诊断依据实验室检查，主要包括：

（1）涂片细胞学检查：将皮肤 MC 顶端中心挑破后，挤出白色乳酪样物质，进行涂片染色后显微镜观察，显微镜下如见到变性的上皮细胞质内有嗜碱性的软疣小体（Henderson-Paterson 包涵体），即可进行病原学快速诊断[11]。

（2）电子显微镜检查：如涂片细胞学检查未见到典型的细胞改变，可根据临床需要，进行电子显微镜观察，以作出病原学诊断。

六、鉴 别 诊 断

需要鉴别诊断的疾病主要为能引起结膜滤泡形成的疾病，主要包括：

1. 其他病毒性结膜炎，如单纯疱疹病毒性结膜炎。
2. 细菌性结膜炎，常伴黄色或黄白色脓性分泌物。
3. 季节性过敏性结膜炎，常伴反复眼痒，及结膜乳头增生（图 6-3-3）。
4. 包涵体性结膜炎（衣原体所致，需要重点鉴别）。
5. 药物毒性结膜炎，常有不合理用药史。

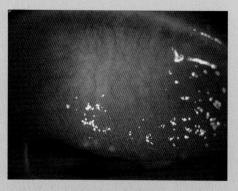

图 6-3-3　过敏性结膜炎，上睑结膜炎症明显，结膜充血，多量结膜乳头增生和滤泡形成。

【鉴别诊断注意点】

1. 重要的鉴别点在于病人是否同时存在皮肤软疣。尤其注意眼睑皮肤软疣的观察,临床研究发现,只有 50%~60% 的传染性软疣病毒性结膜炎病人在初诊时确立了临床诊断,其原因主要是临床忽略了眼睑皮肤软疣的观察,因此,对于原因不明的慢性滤泡性结膜炎病人,应注意眼睑皮肤的检查。

2. 极少数 CM 病人会先出现滤泡性结膜炎,之后再出现眼睑皮肤软疣,故早期鉴别比较困难,需待皮肤软疣出现后方能临床确诊[4,8]。

3. 如果发现成人发生直径较大的皮肤软疣(一般大于 5mm),且数量较多,而同时结膜炎症较轻者,常提示存在免疫功能低下或免疫缺陷状态[12],应注意排除全身疾病免疫性疾病,或 HIV 感染。

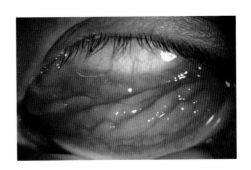

图 6-3-4　成人包涵体性结膜炎,下睑结膜充血,较大的结膜滤泡形成,并融合成条状。

4. 成人包涵体性结膜炎为需要重点鉴别的疾病,其临床表现特点为:接触病原 5~14 天后发病;可累及双眼,多同时伴有耳前淋巴结肿大或压痛,但无皮肤软疣;病人多有泌尿生殖系衣原体感染(该人群中发生包涵体性结膜炎的比例为 0.3%~2%);结膜滤泡多发生在下睑及下穹隆结膜,并可融合成条状(图 6-3-4)。

七、预防及治疗

1. **预防**　主要预防措施包括:

- 注意个人卫生,不使用不洁的公共物品;个人卫生用品,如浴巾和毛巾等,勿与他人共用。
- 有皮肤 MC 的病人,应避免搔抓皮肤及搓澡,以防自身病毒的播散。
- 对活动期 MC 病人进行相对隔离;尤其儿童应避免直接接触病人皮肤及用过的浴巾浴盆等用品。
- 患病后衣物及毛巾等应煮沸消毒,病人勿进入公共游泳池及洗浴场所。

2. **治疗**

(1) **结膜炎和角膜炎的治疗**。

1) 抗病毒药物:目前尚缺乏针对 MCV 的抗病毒药物,临床上曾试用 0.15% 更昔洛韦眼用凝胶治疗,但是疗效不佳。

2）对症治疗：对结膜炎症较重的病人，可局部使用人工泪液，如0.1%玻璃酸钠滴眼液等，每日3~4次。

3）抗炎药物：应用非甾体类抗炎药物，如0.1%普拉洛芬滴眼液，或0.1%双氯芬酸钠滴眼液，每日3~4次；对非甾体类抗炎药物效果不佳者，可选用低浓度糖皮质激素滴眼液，如0.5%氯替泼诺滴眼液，或0.1%氟米龙滴眼液，每日1~3次[13]。

（2）**皮肤软疣的治疗**

1）手术治疗：去除软疣的方法包括：切开刮除、单纯切除、电烧、针吸、激光或冷冻。在切开刮除时，需将疣体彻底刮除，深度直至可见局部皮肤出血为止。

2）化学烧灼或皮肤药物治疗

a. 化学烧灼剂：包括5%硝酸钠、氢氧化钾、三氯醋酸、硝酸银以及苯酚等。

b. 皮肤药物：包括水杨酸、维A酸、鬼臼毒素、斑蝥素、5%西多福韦、5%咪喹莫德霜、他扎罗汀、1%腺嘌呤，以及局部注射干扰素。

【治疗注意点】

- 应当积极治疗皮肤软疣，一般皮肤软疣消除后，角结膜炎症可于数周后自行消退，但也可再次复发[14]。

- 由于反复发作的角膜结膜病变会导致角膜新生血管，或角膜云翳，进而影响病人的视功能，因此，应该积极治疗角膜结膜病变。

- 局部免疫调节剂，如西多福韦软膏、斑蝥素软膏及咪喹莫特乳膏可非特异性增强局部免疫功能，但临床实际应用效果不佳[15]。

（龙琴　阳雪　陈晨）

参 考 文 献

1. Leung A K. The natural history of molluscum contagiosum in children. Lancet Infect Dis,2015,15（2）:136-137.

2. Berger E M,Orlow S J,Patel R R,et al. Experience with molluscum contagiosum and associated inflammatory reactions in a pediatric dermatology practice:the bump that rashes. Arch Dermatol,2012,148(11):1257-1264.

3. 范文葛. 外生殖器传染性软疣60例. 中华皮肤科杂志,2001,34(3):228.

4. Schornack M M,Siemsen D W,Bradley E A,et al. Ocular manifestations of molluscum contagiosum. Clin Exp Optom,2006,89(6):390-393.

5. Mohr S,Grandemange S,Massimi P,et al. Targeting the retinoblastoma protein by MC007L,gene product of the molluscum contagiosum virus:detection of a novel virus-cell interaction by a member of the poxviruses. J Virol,2008,82(21):10625-10633.

6. Kaimbo W K D,Parys-Van G R,Missotten L. Conjunctival squamous cell carcinoma and intraepi-

thelial neoplasia in AIDS patients in Congo Kinshasa. Bull Soc BelgeOphtalmol, 1998, 268: 135-141.

7. Ingraham H J, Schoenleber D B. Epibulbar molluscum contagiosum. Am J Ophthalmol, 1998, 125 (3):394-396.

8. Falzon K, Scotcher S, Parulekar M. Primary Epibulbar Molluscum Contagiosum in an Immunocompetent Child. J Pediatr, 2015, 167(4):936.

9. Moradi P, Bhogal M, Thaung C, et al. Epibulbar molluscum contagiosum lesions in multiple myeloma. Cornea, 2011, 30(8):910-911.

10. Denis J, Chauvaud D, Savoldelli M, et al. Fine structure of palpebral molluscum contagiosum and its secondary conjunctival lesions. Albrecht Von Graefe S Archive for Clinical & Experimental Ophthalmology, 1978, 208(1-3):207-216.

11. Cotell S L, Roholt N S. Images in clinical medicine. Molluscum contagiosum in a patient with the acquired immunodeficiency syndrome. N Engl J Med, 1998, 338(13):888.

12. Charteris D G, Bonshek R E, Tullo A B. Ophthalmic molluscum contagiosum:clinical and immunopathological features. Br J Ophthalmol, 1995, 79(5):476-481.

13. Palioura S, Nikpoor N, Yoo S H. Chronic Conjunctivitis and "Warts". JAMA Ophthalmol, 2015, 133(9):1083-1084.

14. van der Wouden J C, van der Sande R, van Suijlekom-Smit L W, et al. Interventions for cutaneous molluscum contagiosum. Cochrane Database Syst Rev, 2009(4):D4767.

15. Andrei G, Snoeck R. Cidofovir Activity against Poxvirus Infections. Viruses, 2010, 2(12):2803-2830.

第四节　其他病毒性结膜炎

一、单纯疱疹病毒性结膜炎

1. **病因**　单纯疱疹病毒(herpes simplex virus, HSV)属于 DNA 病毒,根据单纯疱疹病毒的抗原性差异,其可分为Ⅰ型和Ⅱ型。在初次感染后,HSV 可长期潜伏于三叉神经节或角膜组织内,也可沿三叉神经的泪腺分支逆行至泪腺并在其中潜伏[1]。当机体免疫力下降时,在多种诱发因素作用下,潜伏的 HSV 可被激活,并大量复制与增生,导致眼部病变。

HSV 除引起角膜炎外,也可引起病毒性结膜炎,后者既可以与角膜炎同时存在,也可以单独出现。在儿童中,HSV 主要累及眼睑和角膜,而在成人主要累及角膜,单独累及结膜者较少[1,2]。

2. **临床表现**

（1）症状:病人有眼痒、烧灼感,或异物感等,但是这些症状均无特异性。

（2）体征

1）结膜充血水肿,多量大小不一的结膜滤泡形成(图 6-4-1),有时在靠近睑缘的结膜可见针尖大小的溃疡[3]。

2）结膜囊水样或黏液样分泌物。

3）部分病人同时伴有眼睑皮肤单纯疱疹(图 6-4-2),或伴有树枝状角膜溃疡[2]。

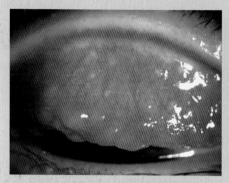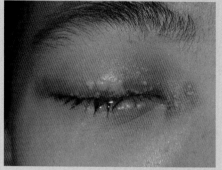

图 6-4-1　HSV 性结膜炎,上睑结膜充血水肿,散在大小不一的结膜滤泡。

图 6-4-2　HSV 性睑皮肤疱疹,上睑皮肤红肿,可见多个单纯疱疹。

3. 诊断

(1) **临床诊断**:根据急性滤泡性结膜炎和同时伴有眼睑皮肤单纯疱疹,或伴有树枝状角膜溃疡,一般不难诊断,但是若无眼睑皮肤,或角膜损害时,需要注意与流行性角结膜炎(epidemic keratoconjunctivitis, EKC)相鉴别,后者多双眼发病,且有接触史,同时伴有耳前淋巴结肿大及压痛,发病数日后,双眼角膜可出现典型的点状角膜上皮病变等,有助于鉴别。

(2) **病因诊断**:需行结膜囊分泌物标本的病毒学检测方可做出病因学诊断[4]。

4. 治疗　HSV 结膜炎的治疗一般以局部药物治疗为主。临床需要注意的是,HSV 结膜炎同样可以复发。

(1) HSV 结膜炎的治疗:局部给予抗病毒药物治疗,如 0.1%阿昔洛韦滴眼液,或 0.1%更昔洛韦滴眼液,或 0.15%更昔洛韦眼用凝胶,每日 3~4 次,至结膜炎症消失即可停用。

(2) 合并角膜 HSV 感染的治疗:首先应按 HSK 分型积极治疗角膜炎,对于病情严重或合并全身病毒感染的病人,需同时口服或静脉抗病毒药物治疗(具体药物治疗方案请参考本书病毒性角膜炎有关章节)。

二、水痘-带状疱疹病毒性结膜炎

1. **病因**　水痘-带状疱疹病毒(varicella-zoster virus,VZV)为DNA嗜神经病毒,病人初次感染的临床表现为水痘,之后病毒潜伏在体内,在诱发因素作用下病毒被激活,导致复发性感染,临床表现为带状疱疹。

2. **临床表现**

(1) 眼睑皮肤特征性神经痛,额面部或眼睑皮肤带状疱疹(图6-4-3),局部淋巴结肿大等。

(2) 结膜充血水肿(图6-4-4)。

(3) 多数病人同时有角膜、巩膜或虹膜的炎症。

(4) 累及动眼神经时,病人可出现眼球运动障碍及眼睑下垂[5,6]。

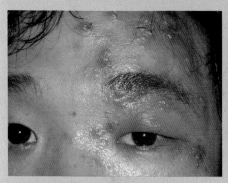

图6-4-3　眼带状疱疹病人,左额面部、眼睑及眼周皮肤充血水肿,带状疱疹。

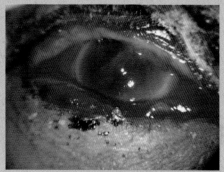

图6-4-4　眼带状疱疹病人,眼睑及睑缘皮肤破溃结痂,多量血性分泌物,结膜明显充血,结膜下出血。

3. **诊断**　一般根据特征性的临床表现,如伴有皮肤带状疱疹、急性滤泡性结膜炎或角膜病变即可确立临床诊断。

4. **治疗**

(1) 全身及眼局部抗病毒药物治疗。

(2) 合并前葡萄膜炎时,可局部加用糖皮质激素滴眼液治疗。

(3) 给予镇痛药等,缓解带状疱疹后神经痛[7]。

(具体药物治疗方案请参见本书第四章第二节)

三、艾滋病相关性结膜病变

1. **病因**　获得性免疫缺陷综合征(acquired immunodeficiency syndrome, AIDS),简称为艾滋病,由人类免疫缺陷病毒(human immunodeficiency virus,

HIV)感染所致。由于 HIV 攻击人体免疫系统中的 CD4⁺T 淋巴细胞,造成人体免疫功能缺陷,因此艾滋病病人易患多种病原体的继发感染。据文献报道,在艾滋病病人的病毒性结膜炎中,可分离出 HSV、CMV 和 VZV 等[8]。

2. **临床表现** 艾滋病相关性结膜病变的临床表现多缺乏特异性。

(1) 症状:畏光、流泪、烧灼感、异物感等眼部刺激症状。

(2) 体征

1) 结膜水肿、充血,结膜滤泡形成,黏液性或水样分泌物。

2) 少数病人可发生化脓性结膜炎(图 6-4-5)。

3) 出现结膜 Kaposi 肉瘤等[8]。

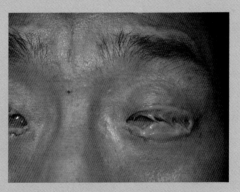

图 6-4-5 免疫功能低下病人,继发细菌感染所致的化脓性结膜炎,双眼结膜大量黄白色脓性分泌物

3. **诊断** 主要依靠病因学诊断,包括实验室检查 HIV 阳性,以及免疫学检查指标对病人全身免疫功能进行评估。

4. **治疗** 眼科以对症治疗为主。

(1) 人工泪液:如 0.1% 玻璃酸钠滴眼液,或小牛血去蛋白提取物眼用凝胶,每日 3~4 次,以改善病人眼部不适症状。

(2) 非甾体抗炎药:如 0.1% 普拉洛芬滴眼液,或 0.1% 双氯芬酸钠滴眼液,每日 2~3 次,以减轻眼部刺激症状。

(3) 结膜或泪液检测出疱疹病毒的病人,可给予抗病毒眼液治疗,如 0.1% 阿昔洛韦滴眼液,或 0.15% 更昔洛韦眼用凝胶,每日 3~4 次。

(4) 怀疑继发性细菌感染的病人,给予抗生素眼液或眼膏治疗。

【注意点】 艾滋病属于国家传染病法规定的乙类传染病,一经确诊,应按传染病进行相应防护处理。虽然尚未证实 HIV 可通过泪液传播,但是对艾滋病或

HIV 阳性病人进行眼科检查及治疗时,仍需要做好相应的防护。病人必须进行全身抗 HIV 治疗,否则眼部病毒感染往往难以完全控制。

四、禽流感病毒性结膜炎

1. **病因**　流感病毒为 RNA 病毒,分为甲、乙和丙三个型。禽流感病毒(avian influenza virus,AIV)属甲型流感病毒。禽流感病毒(AIV)的 H7 亚型可导致结膜炎,自 1981 年开始,世界多个国家皆已有禽流感病毒导致结膜炎的报道[9,10]。

2. **诊断**　目前主要诊断依据为:

（1）在禽流感流行期间,有与家禽或 AIV 感染病人接触史。
（2）在接触后,出现以下临床表现中任意两项者,包括:眼红、眼肿、流泪、眼痒、眼痛、畏光或脓性分泌物,即可高度怀疑此病。
（3）对疑似病例,行 PCR 或病毒分离培养,结果阳性者即可确诊[11]。

3. **预防与治疗**
（1）预防:对于高度疑似或确诊禽流感病毒结膜炎的病例,应立即做好相应的隔离及防护措施。
（2）治疗
1）全身治疗:口服磷酸奥司他韦为治疗全身感染的一线用药[12]。
2）眼局部治疗:主要为对症治疗。
【注意点】人感染高致病性禽流感,以及人感染 H_7N_9 禽流感已被我国列为乙类传染病。

五、寨卡病毒性结膜炎

1. **病因**　寨卡病毒(Zika virus,ZKV)属于黄病毒属,为单链 RNA 病毒。1947 年首次从非洲国家乌干达的恒河猴体内分离发现[13];1952 年首次从人体内分离出该病毒。寨卡病毒主要通过蚊子叮咬后感染人体,也可通过母婴垂直传播、性传播,或血液污染后感染。2007 年寨卡病毒曾形成地域性流行,2016 年世界卫生组织向全球发布了有关寨卡病毒流行的公共卫生警示[14],之后的两年内,有 70 多个国家报道了该病。

寨卡病毒既可引起胎儿畸形,如中枢神经系统发育异常,也可引起成人的感染(部分病人为隐性感染)。成人感染寨卡病毒后,眼部最常见的并发症为结膜炎,以及引起葡萄膜炎、脉络膜炎、视网膜脉络膜萎缩等眼后节异常[15]。

2. **临床表现(成人)**
（1）**全身表现**:发热、皮疹、头疼、关节肌肉痛,以及吉兰-巴雷综合征(Guil-

lain-Barrésyndrome）。

（2）眼部表现:寨卡病毒感染可导致多种眼部疾病,主要包括:

1）非化脓性结膜炎（具有自限性）。
2）角膜炎。
3）葡萄膜炎（虹膜炎、脉络膜炎）。
4）白内障。
5）视网膜病变（视网膜水肿、视网膜炎、视网膜神经炎,黄斑病变）。
6）视神经炎。

3. 诊断

（1）寨卡病毒感染的诊断依据

1）有接触史,如去过疫区,或接触过寨卡病毒感染的病人等。
2）急性发病,全身流感样症状,伴皮疹等。
3）实验室病毒检测阳性。

（2）实验室检查:主要包括:

1）血液或尿液中 ZKV 特异性抗体 IgM 升高。
2）酶联免疫方法测定病毒抗原。
3）PCR 检测病毒核酸[16]。

4. 治疗　目前尚无针对寨卡病毒的特效药物,临床以对症治疗为主。
（1）全身糖皮质激素治疗可减轻全身的炎症反应。
（2）眼局部以对症治疗为主。

【注意点】已有报道,从结膜囊取材的拭子中检测出 ZKV 病毒,提示泪液可能会传播该病毒。

（龙琴　阳雪　孙旭光）

参 考 文 献

1. 靳瑛,洪晶. 慢性结膜炎患者泪液中腺病毒与单纯疱疹病毒的检测. 中华眼科杂志,2010, 46（5）:419-422.

2. Vora G K,Marr B,Cummings T J,et al. Conjunctival pseudotumor caused by herpes simplex virus infection. JAMA Ophthalmol,2015,133（1）:105-107.

3. 刘家琦,李凤鸣. 实用眼科学. 第 3 版. 北京:人民卫生出版社,2010:256-257.

4. Uchio E,Takeuchi S,Itoh N,et al. Clinical and epidemiological features of acute follicular con-

junctivitis with special reference to that caused by herpes simplex virus type 1. Br J Ophthalmol, 2000,84(9):968-972.

5. Yoshida M,Hayasaka S,Yamada T,et al. Ocular findings in Japanese patients with varicella-zoster virus infection. Ophthalmologica,2005,219(5):272-275.

6. 冯育洁,李月梅.带状疱疹并发动眼神经不全麻痹及结膜炎、角膜炎1例.临床皮肤科杂志,2014(05):300-302.

7. 徐国兴,丁静文.眼带状疱疹.国外医学:眼科学分册,2005(02):138-142.

8. Emina M O,Odjimogho S E. Ocular problems in HIV and AIDS patients in Nigeria. Optom Vis Sci,2010,87(12):979-984.

9. Koopmans M,Wilbrink B,Conyn M,et al. Transmission of H7N7 avian influenza A virus to human beings during a large outbreak in commercial poultry farms in the Netherlands. Lancet, 2004,363(9409):587-593.

10. Trebbien R,Bragstad K,Larsen L E,et al. Genetic and biological characterisation of an avian-like H1N2 swine influenza virus generated by reassortment of circulating avian-like H1N1 and H3N2 subtypes in Denmark. Virology Journal,2013,10(1):1-16.

11. 杨潮,金明.禽流感病毒结膜炎的流行及其眼嗜性的分子基础.中华眼科杂志,2014,50(7):550-552.

12. 李丹,综述谭琴,审校龙云铸.抗病毒与免疫调节治疗H7N9禽流感研究进展.中国感染控制杂志,2015(10):717-720.

13. Dick G W,Kitchen S F,Haddow A J. Zika virus. I. Isolations and serological specificity. Trans R Soc Trop Med Hyg,1952,46(5):509-520.

14. World Health Organization(2016). WHO statement on the first meeting ofthe International Health Regulations Emergency Committee on Zika virusand observed increase in neurological disordersand neonatalmalformations [2017-07-30] http://www. who. int/mediacentre/news/statements/2016/1st-emergency-committee-zika/en/.

15. de Andrade G C,Ventura C V,Mello F P,et al. Arboviruses and the eye. Int J Retina Vitreous, 2017,3:4.

16. Singh S,Kumar A. Ocular Manifestations of Emerging Flaviviruses and the Blood-Retinal Barrier. Viruses,2018,10(10).

第七章　病毒性前葡萄膜炎

第一节　概　　述

前葡萄膜炎是最常见的葡萄膜炎类型,约占全部葡萄膜炎的75%。虽然多数前葡萄膜炎的病情程度较轻,但是其容易反复发作,并可引起瞳孔后粘连或膜闭、白内障及青光眼等并发症,从而导致严重的视功能损害。

在传统病因学分类中,HLA-B27相关性前葡萄膜炎和特发性前葡萄膜炎是最为常见的前葡萄膜炎亚型,然而近年来,随着分子生物学诊断技术的发展及其临床推广应用,病毒性前葡萄膜炎逐渐被眼科医生所认识。

大量研究显示,在以往诊断为"特发性"前葡萄膜炎、Fuchs葡萄膜炎综合征(也称Fuchs异色性虹膜睫状体炎)、青光眼-睫状体炎综合征(Posner-Schlossmann syndrome),简称青-睫综合征的病人中,有相当一部分是由病毒感染所致,或与病毒感染相关。譬如,一项来自泰国北部的研究显示,在除外了相关系统性疾病和常见非病毒性系统性感染(如梅毒、结核和HIV)的"不明病原"的前葡萄膜炎后,在67%(20/30)的病人房水中,用PCR和/或Goldmann-Witmer(GW)系数法检测,可以检测出病毒并确定为病毒感染[1]。

一、导致前葡萄膜炎的病毒及临床特征

1. 导致前葡萄膜炎的常见病毒

- 单纯疱疹病毒(HSV-1和HSV-2)
- 水痘-带状疱疹病毒(VZV)
- 巨细胞病毒(CMV)
- 风疹病毒(RV)

其他少见病毒,如EB病毒、腺病毒、人类疱疹病毒6型(human herpes virus6 HHV6)、人类嗜T淋巴细胞病毒(human T-cell lymphotropic virus type-1,HTLV-1)等导致的前葡萄膜炎也有报道。在文献报道的引起前葡萄膜炎的病毒中,欧洲及北美发达国家以HSV和VZV较为常见,而亚洲国家以CMV更为多见[2]。

2. 临床特征 病毒性前葡萄膜炎的病人多为免疫功能正常者,其前葡萄膜炎具有一些共同的临床表现特征,主要包括:

(1) 弥漫性分布的细小 KP,或星芒状 KP。
(2) 常伴有眼压升高。
(3) 虹膜萎缩等[3,4]。

但是,不同类型病毒引起的前葡萄膜炎又有各自的临床特点(表 7-1-1),甚至某些病人可以表现为 Fuchs 葡萄膜炎综合征,或青-睫综合征等[5,6]。

表 7-1-1 不同病毒所致前葡萄膜炎临床特点及其对应综合征

	年龄	性别	病程	伴高眼压比例	虹膜萎缩	临床综合征
HSV	中青年	无差异	急性复发性	50%~90%	片状或扇形	青-睫综合征
VZV	老年	无差异	慢性	50%~90%	片状或扇形	–
CMV	中青年	男>女	急性复发性	100%	片状或弥漫	青睫综合征
	中老年	男 80%	慢性	约 70%	弥漫	Fuchs 葡萄膜炎综合征
RV	青年	无差异	慢性	约 30%	弥漫	Fuchs 葡萄膜炎综合征

HSV:herpes simplexvirus,单纯疱疹病毒;VZV:varicella-zoster virus,水痘-带状疱疹病毒;
CMV:cytomegalo virus,巨细胞病毒;RV:rubella virus,风疹病毒。

二、前房水病毒检测

除非合并眼邻近部位或眼其他部位组织感染的特征性表现,如 VZV 累及三叉神经第一支引起的额面部皮肤疱疹,或单纯疱疹病毒导致的病毒性角膜炎,一般情况下,根据眼前节的临床表现,仅能做出疑似病毒性前葡萄膜炎的临床诊断,而病因学诊断则需要依靠明确的病原学证据。

1. 房水抽取方法 目前常用的方法是前房穿刺抽取房水做病毒检测(表 7-1-2)。

北京协和医院眼科葡萄膜炎专业组推荐的前房穿刺抽液方法如下:取液前准备参照白内障手术前滴用抗生素滴眼液 3 天(如 0.3% 左氧氟沙星或 0.5% 左氧氟沙星等氟喹诺酮类滴眼液,或 0.3% 妥布霉素等氨基糖苷类滴眼液),4 次/天,或术前频繁点眼(6~8 次,间隔 10 分钟以上)[10];之后,用 5% 聚维酮碘消毒结膜囊 30 秒;拔掉 1ml 注射器(25G 针头)的活塞,并将其置于无菌巾上,在手术室显微镜下,将连着针筒的针头穿刺进入前房,在眼压作用下房水会缓慢进入针筒,术者应同时观察前房深度,当前房较浅时,拔出针头(一般抽取房水量约为

0.1ml），再用注射器活塞将针筒内的房水推入无菌离心管，立即送检病毒检测。

表 7-1-2　诊断性前房穿刺抽液的方法

作者	例数	聚维酮碘消毒结膜囊	操作方法	术后处理
Van der LelijA[7]	361	−	15°刀做预切口，27G 注射器穿刺	抗生素眼膏遮盖 12 小时
Cheung CM[8]	70	+	27G 注射器或 27G 针头连接小吸管	抗生素滴眼液点眼 3 天
Trivedi D[9]	560	+	27G 注射器或 27G 针头连接小吸管	抗生素滴眼液点眼 3 天

2. 房水病毒检测方法　目前房水检测病毒的方法主要有两大类：病毒核酸检测与 GW 系数法。

（1）**病毒核酸检测**：主要是基于 PCR 的技术，包括普通 PCR、多重 PCR、定量实时 PCR（quantitative real-time PCR）以及检测 PCR 产物的基因芯片技术等。

1）DNA 病毒核酸检测：表 7-1-3 中列举了文献中报道[4]，并经作者实验重复[11]验证的用于检测玻璃体和房水中 HSV-1、HSV-2、VZV 及 CMV 等病毒 DNA 的引物序列。

表 7-1-3　多重 PCR 法检测房水中病毒 DNA 的引物及预测的溶解和退火温度

病毒	扩增区域	引物位置	扩增子长度/KB	TM/℃	TA/℃	引物序列(5'—3')
HSV-1	RL 2	6621—6640	147	54	57	TGGGACACATGCCTTCTTGG
		6741—6768		54		ACCCTTAGTCAGACTCTGTTACTTACCC
HSV-2	UL 28	56320—56336	227	39	55	GTACAGACCTTCGGAGG
		56533—56547		42		CGCTTCATCATGGGC
VZV	ORF 8	9796—9816	275	54	52	CACACGATAATGCCTGATCGG
		10049—10071		54		TGCTGATATTTCCACGGTACAGC
CMV	IRL 11	8868—8887	256	51	55	GTACACGCACGCTGGTTACC
		9105—9124		50		GTAGAAAGCCTCGACATCGC

TM：melting temperature，溶解温度；TA：annealing temperature，退火温度。
HSV：herpes simplex virus，单纯疱疹病毒；VZV：varicella-zoster virus 水痘-带状疱疹病毒。
CMV：cytomegalo virus，巨细胞病毒；RV：rubella virus，风疹病毒。
注：1. 引物及其预测的溶解和退火温度由 Primer 3（Whitehead Institute）设计。
2. 多重 PCR 的扩增条件为：94℃30 秒，60℃40 秒，72℃50 秒。

2）RNA 病毒核酸检测：风疹病毒为 RNA 病毒，可用以下设计引物及实验条件[12]：

引物 1(ATGGCACACACACCACTGCT)

引物 2(CAAGCGAG(CT) AAGCC(AG) GCGAG)

在 37°C 逆转录 50 分钟,然后用上述引物行第一轮巢式 PCR,接着用:

引物 3(ACCACTGCTGTGTCGGAGACCCGG)

引物 4(TAAGCCAGAGAGT(AG) GGAGGGCGCA)

行第二轮巢式 PCR,温度条件为:95℃ 变性 5 分钟,然后 30 个如下循环 (95℃30 秒、55℃45 秒以及 72℃60 秒),最后 72℃5 分钟延长。扩增产物可用琼脂糖凝胶电泳染色法或 Southern 印迹法,检测相应的扩增片段,以定性判断受检标本中是否存在某种病毒核酸。

(2) **GW 系数法**:GW 系数是另一确诊病毒性前葡萄膜炎的方法,此法通过检测房水中的病毒特异性抗体 IgG、房水中总 IgG、血清中病毒特异性抗体 IgG,以及血清中总 IgG 含量,再根据公式计算得出系数,据此系数的高低判断是否为病毒感染,其计算公式如下:

$$GW \text{ 系数} = \frac{\text{房水病原特异性 IgG/房水总 IgG}}{\text{血清病原特异性 IgG/血清总 IgG}}$$

目前,多数研究将 GW 系数的临界值设置为 3.0,即针对某一病原的 GW 系数大于 3.0 时,检测结果判断为阳性[13,14]。

3. **房水病毒检测时应注意的问题**

(1) 病程对两种方法的阳性率均有影响,其中由于急性期和进展期病人存在病毒的活跃复制,因此,PCR 法阳性率较高;而慢性期或抗病毒治疗后的患者,其病毒复制活性较低,因此,PCR 法阳性率较低。

(2) GW 系数法测量的是房水和血清中抗病毒的特异性抗体 IgG,由于感染后抗体产生需要一定时间,在病程早期阳性率较低,而慢性期相对较高。

三、对病毒检测结果临床意义的解析

在临床应用中,对于病毒检测结果的诊断意义判断,需要注意以下几点:

1. 目前,尚无诊断病毒性前葡萄膜炎的金标准,文献中只报道了疑诊病毒性前葡萄膜炎病人房水中某种病毒核酸检测的阳性率和 GW 系数的阳性率,并无这些检测方法精确的敏感性和特异性数值的报道。虽然有些研究也比较了不同检测技术之间的差异,比如,用多重 PCR 和定量实时 PCR 检测葡萄膜炎眼内液(房水和玻璃体)标本中疱疹病毒家族核酸,发现多重 PCR 的定性判断比定量 PCR 方法(临界值为 $50×10^3/ml$)的阳性率要高[15],但是,由于目前尚无被正式批准用于检测眼内液的定量 PCR 试剂盒,这一结论仅限于该研究所采用的特定方法,以及解释其所检测病人的结果。

最近,著者利用多重 PCR 和 X-TAG 液态芯片技术检测了典型急性视网膜坏死(ARN)病人患眼的玻璃体和房水标本,发现以上两种方法检测结果完全一致,且 VZV 及 HSV 的阳性率可达 94%(17/18),且特异性达 100%(典型 ARN 的临床表现作为金标准)[11]。但是,这两种方法对病毒性前葡萄膜炎房水标本检测的可靠性尚需要验证。

同样,由于尚无诊断的金标准,GW 系数的临界值设置为 3.0,也是参考眼弓形虫病等其他眼内感染检测结果判定的标准而定,而不是通过前房液标本的病毒检测数据得到的标准[16],所以,临床应用该法时,仍应密切结合临床表现特征,综合加以判断分析。

2. 对于大多数感染性葡萄膜炎,同时行病毒核酸检测和 GW 系数检测可提高病原的检出率[13,14],因此,建议同时进行这两项检查。对于病毒性前葡萄膜炎(HSV-1、HSV-2、VZV 及 CMV 等)的房水病毒检测来说,一般情况下,PCR 核酸检测法比 GW 系数法阳性率更高[6,16],而且 PCR 检测设备和技术应用的更为广泛。

但是需要指出的是,多项研究显示,在 RNA 病毒引起的前葡萄膜炎检测中,核酸检测法的敏感性很低,反而 GW 系数法要远高于前者[6]。此外,房水中病毒检测的阳性率与病情严重的程度、病程的不同阶段明显相关,另外,抗病毒治疗也可能会降低房水中病毒核酸的检出率[17]。

3. 尽管对病毒性前葡萄膜炎的认识日渐加深,但是,迄今为止对诊断性前房穿刺术的适应证尚未达成专家共识,因此,著者认为:

(1)实际临床工作中,应充分认识到临床诊断比房水病原学检测更为重要。

(2)尽管房水的病原学检测是病毒性前葡萄膜炎病原学诊断的唯一方法,但是,由于目前对房水病原学检查方法(包括单一,或两者联合)的敏感性和特异性尚不清楚,因此无法准确得知房水病原学检查的阴性预测值和阳性预测值。

阳性预测值和阴性预测值分别是指阳性和阴性诊断试验结果所估计的受检者患病和不患病的可能性,是最具有临床指导意义的参数,其计算公式如下:

$$阳性预测值 = \frac{灵敏度 \times 患病率}{灵敏度 \times 患病率 + (1-患病率)(1-特异度)}$$

$$阴性预测值 = \frac{特异度 \times (1-患病率)}{特异度 \times (1-患病率) + (1-灵敏度) \times 患病率}$$

(3)对房水病毒检查的临床意义仍需要进一步研究。美国 Bascom Palmer 眼科研究所的一项回顾性研究显示,在前葡萄膜炎病人中,仅有约 13%(7/53)因房水检测到病毒,而改变了治疗方案[18];而在另一项研究中,只对具有特征性虹膜节段萎缩(但无病毒性角膜炎其他临床表现)的前葡萄膜炎病人房水进行了检测,在96%(23/24)的标本中检测到 HSV 或 VZV(PCR 联合 GW 法),而所有标本的 CMV 检测均阴性[16]。这两个研究说明,在没有病毒性前葡萄膜炎的特征性临床表现的病人中,房水病原学检测的阳性率很低,而有诊断意义的临床体征甚至比房水检测更为重要。

然而,也有学者认为,在怀疑感染性前葡萄膜炎时,应尽早行房水病原学检测,以尽快给予针对性的抗病毒治疗,从而减少单纯以糖皮质激素治疗所带来的病情容易反复的问题[19]。

本 节 要 点

1. 导致病毒性前葡萄膜炎的主要病毒包括:单纯疱疹病毒、水痘-带状疱疹病毒、巨细胞病毒及风疹病毒。

2. 弥漫性分布的细小或星芒状 KP、眼压升高、虹膜萎缩为三个常见临床体征。

3. 前房水病毒检测方法主要包括病毒核酸检测和 GW 系数法。

4. 在缺乏专家共识的情况下,病毒检测结果要密切结合临床表现进行综合分析。

(赵潩 张美芬)

参 考 文 献

1. Kongyai N,Sirirungsi W,Pathanapitoon K,et al. Viral causes of unexplained anterior uveitis in Thailand. Eye(Lond),2012,26(4):529-534.

2. Groen-Hakan F,Babu K,Tugal-Tutkun I,et al. Challenges of Diagnosing Viral Anterior Uveitis. Ocul Immunol Inflamm,2017,25(5):710-720. DOI:10. 1080/09273948. 2017. 1353105.

3. Jap A,Chee SP. Viral anterior uveitis. CurrOpinOphthalmol,2011,22(6):483-488.

4. Markoulatos P,Georgopoulou A,Siafakas N,et al. Laboratory diagnosis of common herpesvirus infections of the central nervous system by a multiplex PCR assay. J Clin Microbiol,2001,39(12):4426-4432. DOI:10. 1128/JCM. 39. 12. 4426-4432. 2001.

5. Pleyer U,Chee SP. Current aspects on the management of viral uveitis in immunocompetent individuals. Clin Ophthalmol,2015,9:1017-1028.

6. Wensing B,Relvas LM,Caspers LE,et al. Comparison of rubella virus- and herpes virus-associated anterior uveitis:clinical manifestations and visual prognosis. Ophthalmology,2011,118(10):1905-1910.

7. Van der Lelij A,Rothova A. Diagnostic anterior chamber paracentesis in uveitis:a safe procedure. Br J Ophthalmol,1997,81(11):976-979.

8. Cheung CM,Durrani OM,Murray PI. The safety of anterior chamber paracentesis in patients with

uveitis. Br J Ophthalmol,2004,88(4):582-583.

9. Trivedi D,Denniston AK,Murray PI. Safety profile of anterior chamber paracentesis performed at the slit lamp. Clin Experiment Ophthalmol,2011,39(8):725-728.

10. 中华医学会眼科学分会白内障与人工晶状体学组.我国白内障围手术期非感染性炎症反应防治专家共识(2015 年).中华眼科杂志,2015,(3):163-166. DOI:10. 3760/cma. j. issn. 0412-4081. 2015. 03. 002.

11. Zhao C,Yi J,Dong F,et al. Intraocular Detection of Herpesviruses by xTAG Liquid Chip Technology in Patients with Acute Retinal Necrosis. Ocul Immunol Inflamm,2018,26(8):1271-1277. DOI:10. 1080/09273948. 2017. 1347266.

12. Quentin CD,Reiber H. Fuchs heterochromic cyclitis:rubella virus antibodies and genome in aqueous humor. Am J Ophthalmol,2004,138(1):46-54. DOI:10. 1016/j. ajo. 2004. 02. 055.

13. Westeneng AC,Rothova A,de Boer JH,de Groot-Mijnes JD. Infectious uveitis in immunocompromised patients and the diagnostic value of polymerase chain reaction and Goldmann-Witmer coefficient in aqueous analysis. Am J Ophthalmol,2007,144(5):781-785.

14. De Groot-Mijnes JD,Rothova A,Van Loon AM,et al. Polymerase chain reaction and Goldmann-Witmer coefficient analysis are complimentary for the diagnosis of infectious uveitis. Am J Ophthalmol,2006,141(2):313-318.

15. Sugita S,Shimizu N,Watanabe K,et al. Use of multiplex PCR and real-time PCR to detect human herpes virus genome in ocular fluids of patients with uveitis. Br J Ophthalmol,2008,92(7):928-932. DOI:10. 1136/bjo. 2007. 133967.

16. Van der Lelij A,Ooijman FM,Kijlstra A,et al. Anterior uveitis with sectoral iris atrophy in the absence of keratitis:a distinct clinical entity among herpetic eye diseases. Ophthalmology,2000,107(6):1164-1170.

17. de Groot-Mijnes JD,de Visser L,Zuurveen S,et al. Identification of new pathogens in the intraocular fluid of patients with uveitis. Am J Ophthalmol,2010,150(5):628-636. DOI:10. 1016/j. ajo. 2010. 05. 015.

18. Anwar Z,Galor A,Albini TA,et al. The diagnostic utility of anterior chamber paracentesis with polymerase chain reaction in anterior uveitis. Am J Ophthalmol,2013,155(5):781-786. DOI:10. 1016/j. ajo. 2012. 12. 008.

19. Rath S,Mohan N,Basu S. The diagnostic utility of anterior chamber paracentesis for polymerase chain reaction in anterior uveitis. Am J Ophthalmol,2013,156(4):847. DOI:10. 1016/j. ajo. 2013. 07. 003.

第二节　单纯疱疹及带状疱疹病毒性前葡萄膜炎

人类疱疹病毒中,HSV 和 VZV 是病毒性前葡萄膜炎最常见的病因,由于两者感染所致前葡萄膜炎的临床表现特征相似,因此,常被统称为疱疹病毒性前葡萄膜炎。

一、临床表现特征

1. **HSV 前葡萄膜炎**　HSV 前葡萄膜炎的临床表现特征为：

（1）年轻人多见。

（2）通常单眼发病，呈急性复发性病程。

（3）约 50%~90% 的患眼同时伴有眼压升高。

（4）约 1/3 病人有病毒性角膜炎病史，并可见到角膜云翳。

（5）弥漫性分布的细小和中等大 KP，也可见到羊脂状 KP，并多位于角膜中央区或下部角膜。

（6）约 50% 病人可见片状（图 7-2-1）或扇形虹膜萎缩（图 7-2-2），由此导致瞳孔欠圆或变形（图 7-2-3 和图 7-2-4），少数病人可有弥漫性虹膜萎缩。

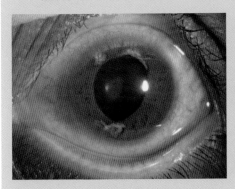

图 7-2-1　单纯疱疹病毒性前葡萄膜炎，虹膜片状萎缩导致瞳孔中大、变形。

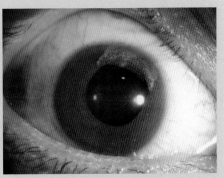

图 7-2-2　单纯疱疹病毒性前葡萄膜炎，虹膜扇形萎缩。

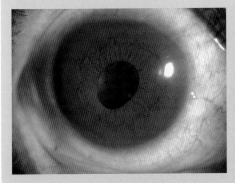

图 7-2-3　单纯疱疹病毒性前葡萄膜炎，瞳孔括约肌损伤，导致瞳孔变形。

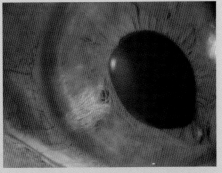

图 7-2-4　单纯疱疹病毒性前葡萄膜炎，虹膜节段性萎缩，瞳孔括约肌损伤，导致瞳孔明显变形。

虽然 HSV 也可引起 Fuchs 葡萄膜炎综合征、青光眼-睫状体炎综合征、急性虹膜脱色素和色素性青光眼等的临床表现，但是均比较少见。

在单纯疱疹病毒（HSV）中，HSV-1 和 HSV-2 均可导致前葡萄膜炎，其中HSV-1 房水检出率高于 HSV-2。

2. VZV 前葡萄膜炎 VZV 前葡萄膜炎的临床表现特征为：

（1）常见于老年人，尤其是 60 岁以上者。

（2）多呈慢性病程。

（3）常在三叉神经所支配区域的皮肤疱疹出现后的 2 周左右发病，但是，也可无皮肤病损，或皮肤病损愈合后而单独发病[1]。

（4）弥漫性分布的细小或中等大小的 KP（图 7-2-5）。

（5）不同程度的虹膜萎缩以及瞳孔变形（图 7-2-6）。

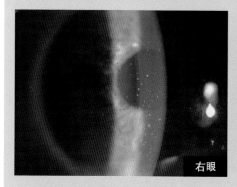 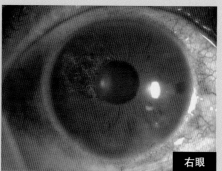

图 7-2-5 VZV 前葡萄膜炎，KP 细小、灰白弥散性分布。

图 7-2-6 VZV 前葡萄膜炎，虹膜阶段性萎缩。

二、诊 断

1. 临床诊断 临床诊断依据包括：

- HSV 或 VZV 角膜炎病史；可伴有角膜云翳或局限水肿、角膜知觉减退。
- 三叉神经眼支分布区域的皮肤疱疹，或其病史。
- 角膜后弥漫性分布的细小或星芒状 KP。
- 虹膜扇形萎缩，可伴有眼压升高。

2. 病原学诊断

（1）房水病毒核酸检查 HSV 或 VZV

1）琼脂糖凝胶电泳染色法：将房水 PCR 扩增产物用 2% 琼脂糖凝胶电泳，

并用溴化乙锭染色,如查到 HSV-1、HSV-2 或 VZV 对应的 DNA 条带则为阳性结果。

2）Southern 印迹法:房水 PCR 产物用^{32}P 标记的 HSV 或 VZV 探针杂交,显影为阳性,不显影为阴性。

3）荧光定量 PCR:目前应用的试剂盒仅限于研究,国内尚无获国家批准的可用于临床检测眼内液标本中 HSV/VZVDNA 的试剂盒。

（2）房水和血清中抗 HSV 或 VZV 特异性 IgG 及总 IgG 检测

1）目前检测房水和血清中病毒特异性 IgG 常用的方法是酶联免疫吸附法（ELISA）和类似方法。

2）检测血清和房水中总 IgG 的常用方法是免疫投射比浊法。得到抗体检测结果后,根据公式计算 GW 系数,若该值>3.0,提示眼内病毒感染。

三、治　疗

1. 抗病毒药物治疗

（1）全身抗病毒药物治疗方案[1]

- **诱导期治疗方案**
1）对于 HSV 感染,口服阿昔洛韦 400mg,每日 5 次,或口服伐昔洛韦 500mg,每日 3 次,一般疗程为 2 周。
2）对于 VZV 感染,口服阿昔洛韦 800mg,每日 5 次,或口服伐昔洛韦 1 000mg,每日 3 次。一般疗程为 4 周以上。

- **维持期治疗方案**
1）口服阿昔洛韦 400mg,每日 2 次。
2）或口服伐昔洛韦 500mg,每日 2 次。

【全身治疗注意点】 维持治疗可预防复发,必要时可长期应用,文献中有口服阿昔洛韦两年以上的报道[1]。但长期口服抗病毒药物应充分注意药物副作用的发生,需定期进行肝肾功能的检查。

（2）局部抗病毒药物治疗:局部抗病毒药物治疗疱疹病毒性角膜炎有良好疗效,因此,对于疱疹病毒性角膜炎合并前葡萄膜炎的病人,可采用局部抗病毒药物治疗,其目的主要是治疗角膜炎及预防其复发(具体药物、剂型、剂量、疗程请参照疱疹病毒性角膜炎章节)。

【局部治疗注意点】 由于局部抗病毒药物无法抑制潜伏于神经节内病毒的激活,故建议在全身抗病毒药物基础上,使用局部抗病毒药物[2]。

2. 糖皮质激素药物治疗

（1）眼局部糖皮质激素药物应用

1）**常用药物**：常用糖皮质激素滴眼液主要包括：

- 0.1%地塞米松磷酸钠滴眼液
- 1%醋酸泼尼松龙滴眼液
- 0.1%氟米龙滴眼液
- 0.5%氯替泼诺滴眼液
- 妥布霉素地塞米松滴眼液或眼膏等

【糖皮质激素应用注意点】对于不合并病毒性角膜炎的病人，可在全身抗病毒药物治疗的基础上，根据炎症程度，给予相应方案的糖皮质激素滴眼液治疗。

若病人以往有病毒性角膜炎上皮感染型病史，或同时合并活动性病毒性角膜炎上皮感染型，则应避免局部应用糖皮质激素。

对于前葡萄膜炎同时合并免疫性角膜基质炎，或角膜内皮炎的病人，可联合糖皮质激素和抗病毒滴眼液治疗。

0.1%地塞米松磷酸钠滴眼液和1%醋酸泼尼松龙滴眼液的抗炎作用较强，多用于前葡萄膜炎急性发作。由于角膜穿透性以及前房代谢速率等方面的差异，1%醋酸泼尼松龙滴眼液的前房浓度要显著高于0.1%地塞米松滴眼液，因此，具有更强的眼前房的抗炎效应。

0.1%氟米龙滴眼液及0.5%氯替泼诺的抗炎效果相对较弱，但是，由于氯替泼诺属于"软性"糖皮质激素，可在组织内代谢为无活性的产物，因此，对眼压的影响较小。

2）**糖皮质激素滴眼液的参考治疗方案**[3]：一般在活动期，需要用较高频次的糖皮质激素滴眼，以期达到迅速控制炎症的目的；随后逐渐减量直至停药。前房炎症活动或复发时，应根据其严重程度给予合适的滴眼频次。

病毒性前葡萄膜炎为轻度的前房炎症时，给予1%醋酸泼尼松龙滴眼液3~4次/日；中度的前房炎症，给予1%醋酸泼尼松龙滴眼液6~8次/日，可以控制炎症。重度的前房炎症需要1%醋酸泼尼松龙滴眼液频繁点眼，具体参考治疗方案如下：

a. 重度前房炎症：（前房细胞4+，或伴纤维素性渗出和前房积脓）；每10~15分钟一次，维持1~2小时，然后改成每1小时一次，维持1~2天。

b. 中度前房炎症（前房细胞3+~2+）：每天6~8次。

c. 轻度前房炎症（前房细胞1+）：每日3~4次。

3）**前房细胞数分级标准**：前房细胞数分级常作为前葡萄膜炎性严重程度分级的重要指标，具体分级方法见表7-2-1。

表 7-2-1 前房细胞数分级标准[4]

分级	前房细胞数(裂隙灯光束 1mm×1mm 范围内前房可见的细胞数)
0	< 1
0.5+	1~5
1+	6~15
2+	16~25
3+	26~50
4+	>50

4)**局部糖皮质激素减量方法**:糖皮质激素滴眼液治疗过程中,应根据炎症消退情况逐渐减量,最初可采用减少滴眼频次,进入维持期治疗时,可更换成抗炎作用弱的糖皮质激素滴眼液,如 0.1%氟米龙或 0.5%氯替泼诺等;此期内的部分病人仅需要每天 1~2 滴糖皮质激素滴眼液即可,维持治疗时间应根据病人具体情况而定,一般为数周,少数病人甚至需要维持治疗数月。以 1%醋酸泼尼松龙滴眼液为例,当炎症明显好转后,逐渐减量的方法如下:

活动期滴眼剂量>4 次/日者,可每周减少 2 次(譬如,从 8 次/日减量到 6次/日);

活动期滴眼剂量≤4 次/日者,可每周减 1 次(譬如,从 4 次/日减少到 3 次/日);

当滴眼剂量减少至 1~2 次/日时,可维持较长的时间再进行减量。

(2)**全身糖皮质激素药物的应用**:对于疱疹病毒性前葡萄膜炎,一般不需要全身应用糖皮质激素药物。

3. 降眼压治疗

(1)**药物治疗**:原则上各类降眼压药物均可使用,常用降眼压药包括:

1)β受体阻滞剂类:0.5%噻吗洛尔滴眼液、0.5%左布诺洛尔滴眼液、1%~2%卡替洛尔滴眼液和 0.25%倍他洛尔滴眼液等,一般每日 2 次,每次 1~2 滴。

2)α受体激动剂:0.2%溴莫尼定滴眼液,每日 2~3 次,每次 1 滴。

3)碳酸酐酶抑制剂:1%布林佐胺滴眼液,每日 2~3 次,每次 1 滴。

4)前列腺素衍生物类降眼压药:主要包括 0.005%拉坦前列腺素滴眼液、0.004%曲伏前列腺素滴眼液、0.03%贝美前列腺素滴眼液等,每晚约 8 点钟一次,每次 1 滴。

【降眼压药物治疗注意点】在炎症活动期,应注意避免使用前列腺素衍生物类降眼压药物。当一种降眼压药物效果不佳时,可联合两种作用机制不同的降眼压药物应用。

（2）**手术治疗**：如果药物治疗无法控制眼压，或有发生继发性青光眼趋势者，可考虑抗青光眼手术治疗；但是，需要注意的是，在一般情况下手术应在前房炎症得到有效控制后实施，并尽量选择对前房影响较小的手术方式。

本 节 要 点

1. HSV 和 VZV 引起的前葡萄膜炎被统称为疱疹病毒性前葡萄膜炎。

2. 临床诊断依据为角膜炎病史、三叉神经眼支分布区域的皮肤疱疹、角膜后弥漫性分布的细小或星芒状 KP、虹膜扇形萎缩及眼压升高，以及角膜云翳或局限水肿或角膜知觉减退。

3. 病因学诊断主要依据房水病毒核酸检测阳性，以及检测房水和血清中抗 HSV 或 VZV 特异性 IgG 及总 IgG，计算得到的 GW 系数>3.0。

4. 治疗以全身抗病毒及眼局部糖皮质激素治疗为主。如伴有病毒性角膜炎时，应同时给予局部抗病毒药物。

5. 治疗过程中应注意检测眼压，并及时处理高眼压及继发性青光眼。

（赵潺 张美芬）

参 考 文 献

1. Pleyer U, Chee SP. Current aspects on the management of viral uveitis in immunocompetent individuals. Clin Ophthalmol, 2015, 9：1017-1028.

2. Cunningham ET. Diagnosing and treating herpetic anterior uveitis. Ophthalmology, 2000, 107（12）：2129-2130.

3. LeHoang P. The gold standard of noninfectious uveitis：corticosteroids. Dev Ophthalmol, 2012, 51：7-28. DOI：10. 1159/000336676.

4. Jabs DA, Nussenblatt RB, Rosenbaum JT. Standardization of uveitis nomenclature for reporting clinical data. Results of the First International Workshop. Am J Ophthalmol, 2005, 140（3）：509-516.

第三节 巨细胞病毒性前葡萄膜炎

一、病 原 学

巨细胞病毒（cytomegalovirus, CMV）属疱疹病毒科，为 DNA 病毒，也称为人类疱疹病毒-5（human herpesvirus-5, HHV-5）。CMV 感染细胞后，可使细胞肿大，以及形成巨大的核内包涵体，由此得名。

在人群中,CMV 的感染非常普遍,中国成人感染率达 95% 以上,通常呈隐性感染,故多数感染后并无临床症状,但是感染后病毒可在机体内潜伏。在一定诱发因素作用下,潜伏的病毒被激活,并侵袭多个器官或系统,导致严重疾病。在眼部,CMV 可导致角膜内皮炎、前葡萄膜炎以及急性视网膜坏死综合征等。

二、临床表现特征

一般情况下,CMV 前葡萄膜炎病人的免疫功能正常,前房炎症较为轻微,无虹膜后粘连,眼后节无受累;然而当急性前葡萄膜炎反复发作,或慢性前葡萄膜炎迁延不愈时,可导致角膜内皮数量的进行性下降,甚至引起角膜内皮细胞功能失代偿。CMV 前葡萄膜炎可表现为急性复发性前葡萄膜炎或慢性前葡萄膜炎两种形式。

1. **急性复发性前葡萄膜炎** 急性前葡萄膜炎好发于中年人,常表现为青-睫综合征,其临床表现特征为:

(1) 急性起病,多单眼受累,病人主诉视物模糊,可伴有虹视及偏头痛。
(2) 轻度睫状充血及角膜上皮水肿,数枚细小至中等大 KP,前房炎症轻微。
(3) 部分病人出现片状或弥漫性虹膜萎缩(但一般无扇形虹膜萎缩)。
(4) 发作期平均眼压>50mmHg,少数病人可发展为青光眼性视神经病变。

2. **慢性前葡萄膜炎** 慢性前葡萄膜炎好发于老年男性,平均年龄 65 岁,男女比例为 4:1,其临床表现特征为:

(1) 发作时轻度睫状充血,弥散、细小、星芒状 KP,均匀地分布。
(2) 有时可伴有白色、中等大结节样内皮病变,并绕以半透明环,角膜共聚焦显微镜观察显示"猫头鹰眼样"改变(图 7-3-1),此改变与 CMV 感染明显相关。有时也可伴有局灶性角膜内皮炎。
(3) 前房炎症反应轻微,一般无虹膜后粘连,多数病人出现弥漫性虹膜萎缩(图 7-3-2)。
(4) 眼压升高幅度低于急性者,但约 1/3 病人可出现青光眼性视神经病变。
(5) 多数患眼并发晶状体后囊下浑浊。
(6) KP 可逐渐变为棕色。
(7) 炎症控制不佳者,常出现角膜内皮计数进行性下降。
(8) 部分病人表现为典型的 Fuchs 异色性虹膜睫状体炎[1~3]。

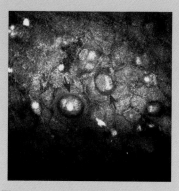

图 7-3-1 CMV 前葡萄膜炎,角膜共聚焦显微镜观察可见内皮层"猫头鹰眼样改变"(箭头所示)。

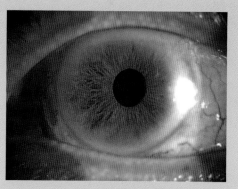

图 7-3-2 CMV 慢性前葡萄膜炎(房水检测 CMV DNA 阳性)伴眼压升高,可见虹膜弥漫萎缩。

三、诊 断

1. **临床诊断** 主要根据上述典型临床表现可做出临床诊断。

2. **病原学诊断**

（1）房水病毒核酸检测 CMV 病毒 DNA。

（2）房水中抗 CMV 抗体检查,计算 GW 系数,系数>3.0 提示眼内 CMV 感染(见本章第一节)。

四、治 疗

1. **抗病毒药物治疗**[4,5]

（1）**眼局部抗病毒药物治疗**

1）炎症活动期:首选 0.15%更昔洛韦凝胶滴眼,或 0.1%更昔洛韦滴眼液,每日 4~6 次,疗程 3 个月以上。

2）维持期:根据病情改善情况,可以局部长期应用维持量的抗病毒药物(一般每日 1~2 次),以减少炎症复发。

【治疗注意点】即使抗病毒治疗有效,CMV 前葡萄膜炎的复发概率仍然较高,急性和慢性患者的复发率均在 50%以上,复发的时间多在停药后 1 个月至 4 年内不等。因此,对于容易复发的病人,应给予足够的维持期抗病毒治疗。

维持期抗病毒治疗期间,应注意观察药物对角膜上皮的毒性作用,或同时给予 0.1%玻璃酸钠滴眼液保护角膜上皮。

（2）**全身抗病毒药物治疗**

常规眼局部抗病毒药物治疗效果不佳,或房水 CMV 的 DNA 检测阳性者,同时给予全身抗病毒药物治疗。

1）治疗方案 1：口服缬更昔洛韦 900mg，每日 2 次，连续 6 周，之后改为 450mg，每日 2 次，再服用 6 周，总疗程 12 周以上[1]。

2）治疗方案 2：口服更昔洛韦 1 000mg，每日 3 次，连续 6 周，之后改为 500mg，每日 3 次，再连续 6 周，总疗程一般为 12 周。

【治疗注意点】目前，文献中对于急性和慢性 CMV 前葡萄膜炎的治疗方案比较一致。临床需要着重注意的是，由于慢性 CMV 前葡萄膜炎病人的年龄较大，因此应密切监测全身抗病毒药物的副作用，尤其要定期进行血常规和肝肾功能的监测。

2. **眼局部糖皮质激素治疗**　治疗方案同疱疹病毒性前葡萄膜炎，图 7-3-3 和图 7-3-4。

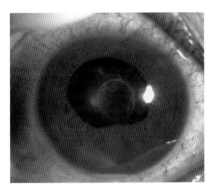
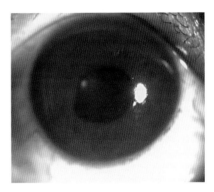

图 7-3-3　病毒性前葡萄膜炎治疗效果，治疗前病人前房纤维素渗出，瞳孔变形。

图 7-3-4　同一病人治疗后纤维素渗出吸收，瞳孔变形有所恢复。

3. **降眼压治疗**　治疗方案同疱疹病毒性前葡萄膜炎。

本 节 要 点

1. CMV 为 DNA 病毒，也称为人类疱疹病毒 5，人群中感染率较高。

2. CMV 前葡萄膜炎可表现为急性复发性前葡萄膜炎或慢性前葡萄膜炎两种形式，前者多为中年人，常表现为青-睫综合征；后者好发于老年男性。

3. 临床诊断主要根据典型临床表现；病因诊断需依据病毒相关检测。

4. 眼局部抗病毒药物首选更昔洛韦；严重者可同时口服抗病毒药物。

5. 抗病毒药物治疗的同时，眼局部给予糖皮质激素滴眼液治疗。

6. 为减少复发，应根据病情给予病人足够长的维持期治疗。

（赵潺　张美芬）

参 考 文 献

1. Pleyer U, Chee SP. Current aspects on the management of viral uveitis in immunocompetent indi-viduals. ClinOphthalmol, 2015, 9: 1017-1028.

2. Chee SP, Bacsal K, Jap A, Se-Thoe SY, Cheng CL, Tan BH. Clinical features of cytomegalovirus anterior uveitis in immunocompetent patients. Am J Ophthalmol, 2008, 145(5): 834-840.

3. Chee SP, Jap A. Presumed fuchsheterochromiciridocyclitis and Posner-Schlossman syndrome: comparison of cytomegalovirus-positive and negative eyes. Am J Ophthalmol, 2008, 146(6): 883-889. e1.

4. Chee SP, Bacsal K, Jap A, et al. Corneal endotheliitis associated with evidence of cytomegalovirus infection. Ophthalmology, 2007, 114(4): 798-803. DOI: 10. 1016/j. ophtha. 2006. 07. 057.

5. Chee SP, Jap A. Cytomegalovirus anterior uveitis: outcome of treatment. Br J Ophthalmol, 2010, 94(12): 1648-1652. DOI: 10. 1136/bjo. 2009. 167767.

第四节　风疹病毒性前葡萄膜炎

一、病　原　学

风疹病毒(rubella virus, RV)是一种有包膜、直径相对较小(50~70nm)的二十面体 RNA 病毒,只有一个血清型。由于该病毒首先发现于德国,故也曾被称为"德国麻疹"。风疹病毒主要经呼吸道飞沫传播,感染后一般为亚临床表现,或临床症状较轻。

二、临床表现特征

风疹病毒性前葡萄膜炎多为青年人,平均发病年龄要低于疱疹病毒性前葡萄膜炎,临床上常表现为 Fuchs 异色性虹膜睫状体炎,其主要临床特征为:

- 多为单眼发病。
- 常因眼前漂浮物或视力下降就诊。
- 弥散、细小及星芒状 KP,均匀弥散地分布于角膜后表面。
- 虹膜弥漫性萎缩,但无虹膜后粘连(图7-4-1)。
- 多数患者并发晶状体后囊下浑浊(图7-4-2),以及玻璃体炎。
- 眼底荧光血管造影可见周边视网膜扇形血管渗漏及视盘强荧光。

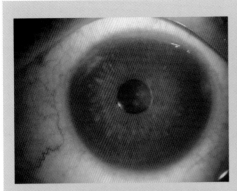
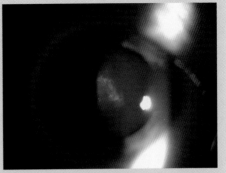

图 7-4-1　Fuchs 异色性虹膜睫状体炎,可见虹膜弥漫萎缩

图 7-4-2　Fuchs 异色性虹膜睫状体炎,晶状体后囊下浑浊

值得提出的是,尽管在 Fuchs 异色性虹膜睫状体炎的房水中也可检测到 CMV[1],但是,目前认为 RV 可能是 Fuchs 异色性虹膜睫状体炎的主要病因。

三、诊　断

1. **临床诊断**　符合 Fuchs 异色性虹膜睫状体炎的典型临床表现特征,即可拟诊风疹病毒感染。

2. **病原学诊断**

(1) 房水病毒核酸检查:RV 为 RNA 病毒。由于其稳定性差,因此核酸检测结果的假阴性可能较高。

(2) 房水及血清抗 RV 抗体检查:计算 GW 系数,若>3.0 提示眼内 RV 感染。

【诊断注意点】由于目前没有治疗 RV 感染的有效药物,因此,对于 Fuchs 异色性虹膜睫状体炎病人,没有必要常规进行房水病毒检查。

对于临床诊断为 RV 前葡萄膜炎的病人,如果伴有高眼压(非糖皮质激素性高眼压),且降压药物难以控制时,可行前房穿刺,并进行房水病毒的检测;也应注意排除 CMV 病毒感染的可能性。

四、治　疗

1. **治疗原则**

(1) 对症治疗为主:由于目前尚无特异性抗 RV 病毒的治疗药物,因此,对于拟诊或确诊 RV 前葡萄膜炎的病人,以对症治疗为主。

(2) 积极治疗并发症:如并发性白内障的手术治疗,继发性青光眼的药物或手术治疗[2]。

2. 对症治疗方案　根据炎症程度，局部给予糖皮质激素滴眼液和非甾体抗炎药滴眼液治疗。

（1）糖皮质激素滴眼液：一般给予0.1%氟米龙滴眼液，或0.5%氯替拨诺滴眼液，每日3~4次；对于前房炎症较重者，可给予1%醋酸泼尼松龙滴眼液，每日4~6次，炎症控制后，逐步减少次数直至停药。

（2）非甾体抗炎药滴眼液：对于前房炎症较轻（前房细胞数≤0.5+）者可观察；或给予0.1%双氯芬酸钠滴眼液，或0.1%溴芬酸钠滴眼液滴眼，每日3~4次，炎症控制后，逐步减少次数直至停药。

【治疗注意点】

- 对于Fuchs异色性虹膜睫状体炎，一般不推荐应用口服糖皮质激素和免疫抑制剂治疗。
- 眼前节炎症判断以前房细胞为主，前房细胞数≤0.5+提示炎症控制，可以随诊观察，或给予非甾体抗炎药滴眼液维持治疗。
- KP一般不会完全消退，切忌因存在少量KP而长期给予糖皮质激素滴眼液。
- 由于不形成虹膜后粘连，所以，一般不需要散瞳治疗。

3. 发症的治疗

（1）并发性白内障的治疗：可在明显影响视力时实施白内障手术，注意术中较易出现前房角少量出血的现象，但一般对手术效果影响不大。

（2）继发性青光眼的治疗：当降压药物无法控制眼压时，应考虑手术治疗，但建议选择对前房影响较小的术式。

临床需要注意的是应在前房炎症控制后，再行白内障及抗青光眼手术。

本 节 要 点

1. 风疹病毒为直径相对较小的RNA病毒。
2. 多累及青年人，临床上常表现为Fuchs异色性虹膜睫状体炎。
3. 临床诊断主要依据Fuchs异色性虹膜睫状体炎的典型临床表现。
4. 目前尚缺乏抗风疹病毒的药物，临床以对症治疗和并发症治疗为主。

（赵潗　张美芬）

参 考 文 献

1. Liu Y,Takusagawa HL,Chen TC,et al. Fuchs heterochromic iridocyclitis and the rubella virus. Int Ophthalmol Clin,2011,51(4):1-12.
2. Jap A,Chee SP. Viral anterior uveitis. CurrOpinOphthalmol,2011,22(6):483-488.

索　引